中国古医籍整理丛书

张仲景金匮要略

清·沈明宗　著

宋建平　张晓利　校注

中国中医药出版社

·北 京·

图书在版编目（CIP）数据

张仲景金匮要略／（清）沈明宗著；宋建平，张晓利
校注 . —北京：中国中医药出版社，2015.1（2024.7重印）
（中国古医籍整理丛书）
ISBN 978 - 7 - 5132 - 2144 - 3

Ⅰ. ①张…　Ⅱ. ①沈…　②宋…　③张…　Ⅲ. ①《金匮要略
方论》 - 注释　Ⅳ. ①R222. 32

中国版本图书馆 CIP 数据核字（2014）第 273455 号

中 国 中 医 药 出 版 社 出 版
北京经济技术开发区科创十三街 31 号院二区 8 号楼
邮政编码　100176
传真　010 64405721
北京盛通印刷股份有限公司印刷
各地新华书店经销

＊

开本 710 × 1000　1/16　印张 17.25　字数 131 千字
2015 年 1 月第 1 版　2024 年 7 月第 3 次印刷
书　号　ISBN 978 - 7 - 5132 - 2144 - 3

＊

定价　51.00 元
网址　www.cptcm.com

国家中医药管理局
中医药古籍保护与利用能力建设项目
组织工作委员会

项目专家组

顾　问　马继兴　张灿玾　李经纬

组　长　余瀛鳌

成　员　李致忠　钱超尘　段逸山　严世芸　鲁兆麟
　　　　郑金生　林端宜　欧阳兵　高文柱　柳长华
　　　　王振国　王旭东　崔　蒙　严季澜　黄龙祥
　　　　陈勇毅　张志清

项目办公室（组织工作委员会办公室）

主　任　王振国　王思成

副主任　王振宇　刘群峰　陈榕虎　杨振宁　朱毓梅
　　　　刘更生　华中健

成　员　陈丽娜　邱　岳　王　庆　王　鹏　王春燕
　　　　郭瑞华　宋咏梅　周　扬　范　磊　张永泰
　　　　罗海鹰　王　爽　王　捷　贺晓路　熊智波

秘　书　张丰聪

前 言

中医药古籍是传承中华优秀文化的重要载体，也是中医学传承数千年的知识宝库，凝聚着中华民族特有的精神价值、思维方法、生命理论和医疗经验，不仅对于传承中医学术具有重要的历史价值，更是现代中医药科技创新和学术进步的源头和根基。保护和利用好中医药古籍，是弘扬中国优秀传统文化、传承中医学术的必由之路，事关中医药事业发展全局。

1949 年以来，在政府的大力支持和推动下，开展了系统的中医药古籍整理研究。1958 年，国务院科学规划委员会古籍整理出版规划小组在北京成立，负责指导全国的古籍整理出版工作。1982 年，国务院古籍整理出版规划小组召开全国古籍整理出版规划会议，制定了《古籍整理出版规划（1982—1990）》，卫生部先后下达了两批 200 余种中医古籍整理任务，掀起了中医古籍整理研究的新高潮，对中医文化与学术的弘扬、传承和发展，发挥了极其重要的作用，产生了不可估量的深远影响。

2007 年《国务院办公厅关于进一步加强古籍保护工作的意见》明确提出进一步加强古籍整理、出版和研究利用，以及

"保护为主、抢救第一、合理利用、加强管理"的方针。2009年《国务院关于扶持和促进中医药事业发展的若干意见》指出，要"开展中医药古籍普查登记，建立综合信息数据库和珍贵古籍名录，加强整理、出版、研究和利用"。《中医药创新发展规划纲要（2006—2020)》强调继承与创新并重，推动中医药传承与创新发展。

2003～2010年，国家财政多次立项支持中国中医科学院开展针对性中医药古籍抢救保护工作，在中国中医科学院图书馆设立全国唯一的行业古籍保护中心，影印抢救濒危珍本、孤本中医古籍1640余种；整理发布《中国中医古籍总目》；遴选351种孤本收入《中医古籍孤本大全》影印出版；开展了海外中医古籍目录调研和孤本回归工作，收集了11个国家和2个地区137个图书馆的240余种书目，基本摸清流失海外的中医古籍现状，确定国内失传的中医药古籍共有220种，复制出版海外所藏中医药古籍133种。2010年，国家财政部、国家中医药管理局设立"中医药古籍保护与利用能力建设项目"，资助整理400余种中医药古籍，并着眼于加强中医药古籍保护和研究机构建设，培养中医古籍整理研究的后备人才，全面提高中医药古籍保护与利用能力。

在此，国家中医药管理局成立了中医药古籍保护和利用专家组和项目办公室，专家组负责项目指导、咨询、质量把关，项目办公室负责实施过程的统筹协调。专家组成员对古籍整理研究具有丰富的经验，有的专家从事古籍整理研究长达70余年，深知中医药古籍整理研究的重要性、艰巨性与复杂性，履行职责认真务实。专家组从书目确定、版本选择、点校、注释等各方面，为项目实施提供了强有力的专业指导。老一辈专家的学术水平和智慧，是项目成功的重要保证。项目承担单位山东中医药大学、南京中医药大学、上海中医药大学、福建中医药大学、浙江省中医药研究院、陕西省中医药研究院、河南省中医药研究院、辽宁中医药大学、成都中医药大学及所在省市中医药管理部门精心组织，充分发挥区域间互补协作的优势，并得到承担项目出版工作的中国中医药出版社大力配合，全面推进中医药古籍保护与利用网络体系的构建和人才队伍建设，使一批有志于中医学术传承与古籍整理工作的人才凝聚在一起，研究队伍日益壮大，研究水平不断提高。

本着"抢救、保护、发掘、利用"的理念，该项目重点选择近60年未曾出版的重要古医籍，综合考虑所选古籍的保护价值、学术价值和实用价值。400余种中医药古籍涵盖了医经、基础理论、诊法、伤寒金匮、温病、本草、方书、内科、外科、女科、儿科、伤科、眼科、咽喉口齿、针灸推拿、养生、医案医话医论、医史、临证综合等门类，跨越唐、宋、金元、明以迄清末。全部古籍均按照项目办公室组织完成的行业标准《中医古籍整理规范》及《中医药古籍整理细则》进行整理校注，绝大多数中医药古籍是第一次校注出版，一批孤本、稿本、抄本更是首次整理面世。对一些重要学术问题的研究成果，则集中收录于各书的"校注说明"或"校注后记"中。

"既出书又出人"是本项目追求的目标。近年来，中医药古籍整理工作形势严峻，老一辈逐渐退出，新一代普遍存在整理研究古籍的经验不足、专业思想不坚定等问题，使中医古籍整理面临人才流失严重、青黄不接的局面。通过本项目实施，搭建平台，完善机制，培养队伍，提升能力，经过近5年的建设，锻炼了一批优秀人才，老中青三代齐聚一堂，有效地稳定了研究队伍，为中医药古籍整理工作的开展和中医文化与学术的传承提供必备的知识和人才储备。

本项目的实施与《中国古医籍整理丛书》的出版，对于加强中医药古籍文献研究队伍建设、建立古籍研究平台，提高古籍整理水平均具有积极的推动作用，对弘扬我国优秀传统文化，推进中医药继承创新，进一步发挥中医药服务民众的养生保健与防病治病作用将产生深远影响。

第九届、第十届全国人大常委会副委员长许嘉璐先生，国家卫生计生委副主任、国家中医药管理局局长、中华中医药学会会长王国强先生，我国著名医史文献专家、中国中医科学院马继兴先生在百忙之中为丛书作序，我们深表敬意和感谢。

由于参与校注整理工作的人员较多，水平不一，诸多方面尚未臻完善，希望专家、读者不吝赐教。

国家中医药管理局中医药古籍保护与利用能力建设项目办公室

二〇一四年十二月

许 序

"中医"之名立，迄今不逾百年，所以冠以"中"字者，以别于"洋"与"西"也。慎思之，明辨之，斯名之出，无奈耳，或亦时人不甘泯没而特标其犹在之举也。

前此，祖传医术（今世方称为"学"）绵延数千载，救民无数；华夏屡遭时疫，皆仰之以度困厄。中华民族之未如印第安遭染殖民者所携疾病而族灭者，中医之功也。

医兴则国兴，国强则医强。百年运衰，岂但国土肢解，五千年文明亦不得全，非遭泯灭，即蒙冤扭曲。西方医学以其捷便速效，始则为传教之利器，继则以"科学"之冕畅行于中华。中医虽为内外所夹击，斥之为蒙昧，为伪医，然四亿同胞衣食不保，得获西医之益者甚寡，中医犹为人民之所赖。虽然，中国医学日益陵替，乃不可免，势使之然也。呜呼！覆巢之下安有完卵？

嗣后，国家新生，中医旋即得以重振，与西医并举，探寻结合之路。今也，中华诸多文化，自民俗、礼仪、工艺、戏曲、历史、文学，以至伦理、信仰，皆渐复起，中国医学之兴乃属必然。

迄今中医犹为国家医疗系统之辅，城市尤甚。何哉？盖一则西医赖声、光、电技术而于20世纪发展极速，中医则难见其进。二则国人惊羡西医之"立竿见影"，遂以为其事事胜于中医。然西医已自觉将入绝境：其若干医法正负效应相若，甚或负远逾于正；研究医理者，渐知人乃一整体，心、身非如中世纪所认定为二对立物，且人体亦非宇宙之中心，仅为其一小单位，与宇宙万象万物息息相关。认识至此，其已向中国医学之理念"靠拢"矣，虽彼未必知中国医学何如也。唯其不知中国医理何如，纯由其实践而有所悟，益以证中国之认识人体不为伪，亦不为玄虚。然国人知此趋向者，几人？

国医欲再现宋明清高峰，成国中主流医学，则一须继承，一须创新。继承则必深研原典，激清汰浊，复吸纳西医及我藏、蒙、维、回、苗、彝诸民族医术之精华；创新之道，在于今之科技，既用其器，亦参照其道，反思己之医理，审问之，笃行之，深化之，普及之，于普及中认知人体及环境古今之异，以建成当代国医理论。欲达于斯境，或需百年欤？予恐西医既已醒悟，若加力吸收中医精粹，促中医西医深度结合，形成21世纪之新医学，届时"制高点"将在何方？国人于此转折之机，能不忧虑而奋力乎？

予所谓深研之原典，非指一二习见之书、千古权威之作；就医界整体言之，所传所承自应为医籍之全部。盖后世名医所著，乃其秉诸前人所述，总结终生行医用药经验所得，自当已成今世、后世之要籍。

盛世修典，信然。盖典籍得修，方可言传言承。虽前此50余载已启医籍整理、出版之役，惜旋即中辍。阅20载再兴整理、出版之潮，世所罕见之要籍千余部陆续问世，洋洋大观。

今复有"中医药古籍保护与利用能力建设"之工程，集九省市专家，历经五载，董理出版自唐迄清医籍，都400余种，凡中医之基础医理、伤寒、温病及各科诊治、医案医话、推拿本草，俱涵盖之。

噫！璐既知此，能不胜其悦乎？汇集刻印医籍，自古有之，然孰与今世之盛且精也！自今而后，中国医家及患者，得览斯典，当于前人益敬而畏之矣。中华民族之屡经灾难而益蕃，乃至未来之永续，端赖之也，自今以往岂可不后出转精乎？典籍既蜂出矣，余则有望于来者。

谨序。

第九届、十届全国人大常委会副委员长

许嘉璐

二〇一四年冬

王 序

中医学是中华民族在长期生产生活实践中，在与疾病作斗争中逐步形成并不断丰富发展的医学科学，是中国古代科学的瑰宝，为中华民族的繁衍昌盛作出了巨大贡献，对世界文明进步产生了积极影响。时至今日，中医学作为我国医学的特色和重要医药卫生资源，与西医学相互补充、相互促进、协调发展，共同担负着维护和促进人民健康的任务，已成为我国医药卫生事业的重要特征和显著优势。

中医药古籍在存世的中华古籍中占有相当重要的比重，不仅是中医学术传承数千年最为重要的知识载体，也是中医为中华民族繁衍昌盛发挥重要作用的历史见证。中医药典籍不仅承载着中医的学术经验，而且蕴含着中华民族优秀的思想文化，凝聚着中华民族的聪明智慧，是祖先留给我们的宝贵物质财富和精神财富。加强对中医药古籍的保护与利用，既是中医学发展的需要，也是传承中华文化的迫切要求，更是历史赋予我们的责任。

2010 年，国家中医药管理局启动了中医药古籍保护与利用能力建设项目。这既是传承中医药的重要工程，也是弘扬优秀民族文化的重要举措，不仅能够全面推进中医药的有效继承和创新发展，为维护人民健康作出贡献，也能够彰显中华民族的璀璨文化，为实现中华民族伟大复兴的中国梦作出贡献。

相信这项工作一定能造福当今，嘉惠后世，福泽绵长。

国家卫生和计划生育委员会副主任

国家中医药管理局局长

中华中医药学会会长

王国强

二〇一四年十二月

马 序

　　新中国成立以来，党和国家高度重视中医药事业发展，重视古籍的保护、整理和研究工作。自 1958 年始，国务院先后成立了三届古籍整理出版规划小组，分别由齐燕铭、李一氓、匡亚明担任组长，主持制定了《整理和出版古籍十年规划（1962—1972）》《古籍整理出版规划（1982—1990）》《中国古籍整理出版十年规划和"八五"计划（1991—2000）》等，而第三次规划中医药古籍整理即纳入其中。1982 年 9 月，卫生部下发《1982—1990 年中医古籍整理出版规划》，1983 年 1 月，中医古籍整理出版办公室正式成立，保证了中医古籍整理出版规划的实施。2002 年 2 月，《国家古籍整理出版"十五"（2001—2005）重点规划》经新闻出版署和全国古籍整理出版规划领导小组批准，颁布实施。其后，又陆续制定了国家古籍整理出版"十一五"和"十二五"重点规划。国家财政多次立项支持中国中医科学院开展针对性中医药古籍抢救保护工作，文化部在中国中医科学院图书馆专门设立全国唯一的行业古籍保护中心，国家先后投入中医药古籍保护专项经费超过 3000 万元，影印抢救濒危珍、善、孤本中医古籍 1640 余种，开展了海外中医古籍目录调研和孤本回归工作。2010 年，国家财政部、国家中医药管理局安排国家公共卫生专项资金，设立了"中医药古籍保护与利用能力建设项目"，这是继 1982～1986 年第一批、第二批重要中医药古籍整理之后的又一次大规模古籍整理工程，重点整理新中国成立后未曾出版的重要古籍，目标是形成并普及规范的通行本、传世本。

为保证项目的顺利实施，项目组特别成立了专家组，承担咨询和技术指导，以及古籍出版之前的审定工作。专家组中的许多成员虽逾古稀之年，但老骥伏枥，孜孜不倦，不仅对项目进行宏观指导和质量把关，更重要的是通过古籍整理，以老带新，言传身教，培养一批中医药古籍整理研究的后备人才，促进了中医药古籍保护和研究机构建设，全面提升了我国中医药古籍保护与利用能力。

作为项目组顾问之一，我深感中医药古籍保护、抢救与整理工作的重要性和紧迫性，也深知传承中医药古籍整理经验任重而道远。令人欣慰的是，在项目实施过程中，我看到了老中青三代的紧密衔接，看到了大家的坚持和努力，看到了年轻一代的成长。相信中医药古籍整理工作的将来会越来越好，中医药学的发展会越来越好。

欣喜之余，以是为序。

中国中医科学院研究员

马继兴

二〇一四年十二月

校注说明

　　《金匮要略》为中医经典著作，是东汉名医张仲景所著《伤寒杂病论》的部分内容，经宋代林亿等整理后流传至今。清代医家沈明宗对其进行注解后名曰《张仲景金匮要略》（又名《金匮要略编注》《沈注金匮要略》）。沈明宗，字目南，号秋湄，清代檇李（属今浙江嘉兴市）人，为康熙、乾隆年间名医，生卒年月不详。少攻举子业，旋即潜心禅宗，旁通医典，为清初名医石楷的徒弟。少失偶后终身未娶，曾客游北京和邗江（今属江苏），后专攻医术，颇有声名，抱病求治者众多。闲暇时常与其弟子讨论医宗，著作颇丰。他精研仲景之学，于《伤寒论》注家中，推崇方有执、喻嘉言。除本书外，他还著有《伤寒六经辨证治法》8卷、《伤寒六经纂注》24卷、《虚劳内伤》2卷、《温热病论》2卷、《妇科附翼》1卷、《客窗偶谈》1卷。

　　《张仲景金匮要略》初版于康熙三十一年（1692），1693年重刊时改题为《金匮要略编注》，民国曹炳章编辑的中医丛书《中国医学大成》收入本书，将其改名为《沈注金匮要略》。目前已知的版本有：康熙三十一年（1692）致和堂本、医征本、大观堂刻本、日本享保十七年（1732）刻本、清乾隆三十年乙酉（1765）据致和堂版重印本、清道光二十三年壬寅（1842）扫叶山房刻本、清道光年间沈宜校正抄本、清存朴堂刻本、中国医学大成本等。经考证，这些刻本以及抄本，均属同一版本系统，都是在致和堂本基础上进行个别修正而成。其中日本享保十七年（1732）刻本实为大观堂本之翻刻本，此本因刊刻于日本，所以避讳字改回本字。本次校注以初版康熙三十一年致和堂本为底本（简称致和堂本），日本享保十七年刻本保存完整，刊刻清晰，与底本差异稍大，为主校本（简称和本），1936年中国医学大成本，为医家曹炳章亲自校阅圈点后出版，与之前几乎皆为原版重印的版本不同，有一定的参考价值，故定为参校本（简称大成本）。他校本有《素问》《灵枢》《难经》《金匮要略方论》等。

根据《中医药古籍整理细则》，此次整理过程中运用的原则、方法如下：

1. 底本为竖排繁体字线装本，本次整理直接改为简化字横排本，并加以规范的现代标点符号。底本中的方位词"右""左"，统一改为"上""下"。

2. 纠正底本中字、词、句等方面的错误，出是非性校记。底本与校本不同者视情况而定，底本义胜者保留，不出校记；校本义胜者，出倾向性校记；底、校本一致，但按文义疑有误又缺乏依据未能遽定者，保留原文，出存疑校记。

3. 对底本中的冷僻费解及具有特定含义的字词、术语等进行解释，包括注字音（加注汉语拼音和同音字）、释通假、解词义、详出处及明句义（解释难以理解的句义）等。

4. 对于古字（如内同纳，差同瘥，鬲同膈）、通假字，保持原貌，不常见者出注，常见者则不出注；对于明显的讹字（如己作已、曰作日等、趺阳作跌阳、跌蹶作趺蹶）、异体字（斤觔、衄蚵、暖煖等）、缺笔避讳字（如玄作玄等）皆径改。书中出现的同一种中药的不同写法今统一以现在通用药名律齐，如栝蒌、栝楼统一径改为瓜蒌。

5. 底本中引录他书文献，虽有删节或缩写，但不失原意者，不改动原文，以保持本书原貌。

6. 底本、校本皆有模糊不清难以辨认者，以虚阙号"□"按字数一一补入。

7. 书中所列《金匮要略》原文，以明·赵开美编刻的《金匮要略方论》为他校本，药物剂量上的差异不出校，其他不同之处若不失原意，不改动原文，以保持本书原貌。

8. 凡例各条前底本原有标识符"—"，予以删除。

序

　　昔神农尝百草以疗民疾，轩辕复与岐伯往复辩难，著书垂后，诚欲举百千万世之沉疴而起之也。乃后世瞽瞀①于医者师承无自，于天地阴阳之奥茫，如扣槃扪烛②，而卤莽灭裂③、草菅人命，遥遥今古，其夷熸④于若辈之手者，岂直长平之坑⑤、黄河之投⑥而已哉？夫圣人尝百草以生人，庸人用百草以杀人，窃尝扼腕叹息，慨焉深思，以为必有以起医者之沉疴，庶几百千万世之沉疴于是乎可瘳，而残编虽在，轩岐已往，为之奈何？一日施子学圃以其师沈子目南《金匮要略》《伤寒》之论注似⑦余，余阅之，瞿然⑧起曰："此仲景之嫡⑨派，《灵》《素》之功臣也，所以瀹⑩肺腑而起沉疴者，其在斯乎？盖不明乎天地阴阳之奥则不能调人身之天地阴阳而使之平。轩岐，心通天地者也，故能用理以调气；仲景，心证轩岐

---

　　① 瞽瞀（gǔmào 谷冒）：眼不明。

　　② 扣槃扪烛：通过敲盘子之圆、摸烛火之热而推知太阳的样子。比喻不经实践，认识片面，难以得到真知。扣，敲；扪，摸。出自宋·苏轼《日喻》。

　　③ 卤莽灭裂：草率、粗率。语出《庄子·则阳》："君为政焉勿卤莽，治民焉勿灭裂。"

　　④ 夷熸（jiān 兼）：衰败、熄灭，此处指殒命。

　　⑤ 长平之坑：战国末年秦赵长平之战，赵国战败，秦军先后坑杀赵军40万人。见《史记·白起王翦列传》。

　　⑥ 黄河之投：唐末朋党相争，朱温贬逐朝官，并全部杀死于白马驿，投尸于黄河。见《新唐书·裴枢传》。

　　⑦ 似：给予，送给。

　　⑧ 瞿然：吃惊的样子。

　　⑨ 嫡：原作"滴"，据文义改。

　　⑩ 瀹（yuè 月）：疏通。

者也，故能治气以明理。医学渊源，无殊道统①，则即以仲景为医家孔孟，以仲景书为医家四子之书也，夫何阿然！而仲景去黄农二千五百余年，能阐轩岐之秘而补其未备；东汉至今又阅千七百余年，卒无人焉发仲景之覆而得其传者。天生目南于仲景之后，犹生程朱于孔孟之后，递②有所承，而后大有所发，为世道民生计，至深远也。是编出而仲景之微言奥旨如日月经天、如江河行地，俾望闻问切家皆知由流溯源，即表见里，则自今以至百千万世，瞀瞀于是道者，皆若起白骨而肉之，而颠倒与二竖、呻吟于六疾者庶有豸③乎！长沙之目南，诚孔孟之程朱也。即唐宋以来，孙思邈、葛稚川、朱奉议、王朝奉、成无己诸人亦以郑注贾疏④例之可耳，若学圃专心味道⑤，相与发明，功实不在李燔、黄干⑥下。余因斯而为之序。

时康熙三十一年⑦岁次⑧壬申正月上元

后五日玉峰⑨年家眷弟⑩徐乾学⑪健庵父撰

---

① 道统：宋明理学家所指儒家学术授受的系统。

② 递：顺序，依次。

③ 豸（zhì 至）：解决。

④ 郑注贾疏：郑玄的注、贾公彦的疏。郑玄，东汉末年的经学大师，字康成，遍注儒家经典，为汉代经学的集大成者；贾公彦，唐代经学家，撰有《周礼义疏》《仪礼义疏》等。

⑤ 味道：体察道理。

⑥ 李燔、黄干：李燔，南宋理学家，字敬子；黄干，南宋理学家，字直卿，号勉斋，被朱熹视为道统继承人。

⑦ 康熙三十一年：即公元 1692 年。

⑧ 岁次：也叫年次，中国传统的表示年份的用语。次，值。

⑨ 玉峰：山名，位于江苏省昆山市境内。

⑩ 年家眷弟：一般用在交情不深的人之间的客套称呼。年家，本是科举时代同年登科者两家之间的互称，明末以后，不论有无年谊，概称年家；眷弟，宗弟。

⑪ 徐乾学：清代学者，字原一、幼慧，号健庵、玉峰先生，曾担任内阁学士、左都御史、刑部尚书等职。主持编修《明史》《大清一统志》《读礼通考》等书籍，著《憺园文集》三十六卷。

序

古人云：不为良相，愿为良医。余谓：医之良犹不仅与良相等，何也？相主生人、杀人，医则专主生人，不主杀人；相能佐天子理阴阳、平邦国；医直代天地调阴阳、消疵疠。能有功于天地，而让善于天子者，良相也；能有功于民物，而告功于天地者，良医也。故曰：医良于相。虽然，余又疑之，夫贤相治天下自皋、夔、伊、吕①以降，一代有一代之良相；上医医国，而岐伯、越人以降，不闻一代有一代之良医，是岂汤液之用倍难于阿衡②之任钦？又岂造物之生良医倍难于良相，故旷世而始一觏③钦？此其故，由于世无善读书之人，亦由于世无读之而可用、用之而必效之书焉耳。东汉张仲景，良医也，其书教人为良医者也；沈子目南，取教人之书抉摘④之、阐明之，以冀天下后世之共为仲景者也。考仲景、祖神农、法伊吕、体箕子⑤，作为《伤寒论》《金匮要略》，其初实一书也，至宋世分而为二，似治伤寒者一书，治杂病者又一书，不知能明《伤寒论》者乃可言医，能明《金匮要略》者乃可言《伤寒论》。唐宋以来，若孙、葛、朱、王以医名世者，无不用其法，而谓《金匮玉函》，非读之而可用，用之而必效之书乎哉？然文词互奥，非精于经络不能辄晓。今目南详为注释，又得其徒施子学圃更端诘难，不独仲景易会之词条分缕析，即仲景

---

① 皋、夔、伊、吕：传说中舜时的良医皋陶、夔；商代的贤相伊尹、姜尚（也称吕尚）。

② 阿衡：国君辅佐之官。

③ 觏（gòu 够）：遇见。

④ 抉摘：抉择，择取。

⑤ 箕子：商代人，名胥余，纣王的叔父，以贤德著称。

未发之秘亦巨眄细眄①，我得古人而快意，古人亦得我而快意，此之谓欤！学者束发受书，稍有所积即思握管立言，然言之而未必行，即行之而未必悉副②所言。若目南，以其躬亲体验者发明古人，天下后世即可以目南所发明者推之，为明效大验。良相为国家树人，而忠皇接踵；良医为万世垂教，而人无夭札③。谓目南为仲景之肖子，而即两大之功臣也，岂有恧④焉？传⑤云：深夜有求于幽室之中，非烛何见？愿以是编为夜室之烛，俾人不盲于目，以不盲于心，天下后世知《金匮》之不可不读，即可以知《金匮》之注之不可不读矣。余故序其作述之梗概，以望天下后世之善读书者。

时康熙三十一年岁次壬申仲冬谷旦⑥

吴门⑦年家眷弟孟亮揆⑧端士氏识

---

① 巨眄（wǔ 舞）细眄（hù 户）：非常清楚明白。眄、眄，分明。

② 副：相称，符合。

③ 夭札：遭疫病而早死。夭，短命，早死。札，遭瘟疫死亡。

④ 恧（nù）：惭愧。

⑤ 传：此处指《礼记》。

⑥ 谷旦：美好的日子。旧时常用为吉日的代称。

⑦ 吴门：苏州的别称。

⑧ 孟亮揆：清代学者，字绎来，号端士，官至翰林侍讲学士。

《金匮》《伤寒》合刊凡例

王叔和编集伤寒杂证，原是一书，统名《金匮玉函经》，诚仲景之功臣，德莫大焉。惜以己见插入，致使先圣之意反晦。盖《金匮》首章原该伤寒、杂病通部之序例，而第一卷乃通部察病治法之纲领，故立望闻问切、表里、阴阳、寒热、虚实、标本、汗吐下和温之法，悉已阐明，不遗毫末，而叔和复添蛇足，更作序例，频举汗吐下诸条。余今一概删去，惟以仲景原论合梓，以俟后之君子便览。此刻虽该六气发明，惟温热二证并内伤、虚损而无全论汤法，余故撰述四卷附末问世。

《灵》《素》《难经》《伤寒》《金匮》乃医门梁栋，世为正学，而群贤充栋之书皆无能出其右者，人之读者但可取其所长，略其所短，不可拘以为法也。近以《陶氏六书》①《明医指掌》②各承家技，岂其深明仲景者耶？

是书乃补《灵》《素》不足，故余每于注证之后，引经文会合一论，以证轩岐仲景本一源而出，俾后之学者一览晓畅，幸勿以余为浮谬支离也。

《内经》以风暑火属阳同类，寒湿燥属阴同类，故是书惟以风寒二邪立说，欲人触类旁通，若能深明表里阴阳、寒热虚实、传变标本诸法，乃为善耳。不然，徒执是书而不究其理，拘成方以医病，其于刻舟求剑何异？《易》曰：化而裁之谓之变。是在善学者默会之而已矣。

---

① 《陶氏六书》：又名《伤寒六书》，共六卷，明·陶华撰。
② 《明医指掌》：书名，共十卷，明·皇甫中撰。

目 录

---

① 三：原作"二"，据正文改。

② 阴毒：正文中与阳毒合论。

③ 历节……二首：此条目下原有"脚气方一首　附方一首"，据正文删。

張
仲
景
金
匱
要
略

二

---

① 附方一首：此四字原缺，据正文补。

② 方：此字原缺，据和本补。

① 论二条：此三字原缺，据正文实际补。

卷一

重编大意

《金匮》一书，文辞简约，义理深玄，诚补轩岐之不足，为后学之津梁也。但从来著书立言，必先纲领，次及条目，而是编乃以治病问答，冠于篇首，叙例大意，反次后章，且诸方论，头绪参差不贯，使观者如入雾径，失其所之，弃而不读者有之矣。嗟乎！仲景去今千有余祀①，简多遗亡，而原文夹于《伤寒论》中，后人未窥其微，以致分出，编次失序，究非仲景之意，编仲景书者之误也。故余不揣鄙陋，僭②以次章③冠首而为序列，次以天时地理，脉证汤法，鱼尾相贯于后，俾条理不紊，而使读者易升堂奥④，同登觳⑤趣，未识鉴者以为何如。

叙　例⑥

夫人秉五常，因风气而生长，风气虽能生万物，亦能害万物，如水能浮舟，亦能覆舟。若五脏元真通畅，人即安和。客气邪风，中人多死。千般疢难，不越三条：一者，经络受邪入脏腑，为内所因也；二者，四肢九窍血脉相传，壅塞不通，为

---

① 祀：年。
② 僭（jiàn见）：同"僣"。超越本分，在此为谦辞。
③ 次章：指原书第一篇第二条。
④ 堂奥：堂的深处。比喻含义深奥的意境或事理。
⑤ 觳（gòu够）：箭能射及的范围，比喻事物的范围、程式。
⑥ 叙例：此二字原缺，据目录补。

外皮肤所中也；三者，房室金刃虫兽所伤。以此详之，病由多尽。若人能养慎，不令邪风干忤经络；适中经络，未流传脏腑，即医治之；四肢才觉重滞，即导引吐纳，针灸膏摩，勿令九窍闭塞；更能无王法禽兽灾伤，房室勿令竭乏，服食节其冷热苦酸辛甘，不遗形体有衰，病则无由入其腠理。腠者，是三焦通会元真之处，为血气所注；理者，是皮肤脏腑之文理也。

此条是书中大旨，通部之纲领，前人误编次章，兹冠于首，以正头绪，不致纷纭也。盖《天元纪大论》云：五运阴阳者，天地之道也，万物之纲纪，变化之父母，生杀之本始。在天为玄，在人为道，在地为化。化生五味，道生智，玄生神。神在天为风寒暑湿燥火之五气，在地为木火土金水之五行，在人为心肝脾肺肾之五脏。又谓在天为气，在地为形，形气相感，化生身形万物。故仲景曰：夫人禀五常，即禀天地五运阴阳之常气，气即风也，然风乃东方甲乙生发之气，为四时六气之首，而天气化生长养万物，必随八风①动荡之机而发，发则寒暑燥湿火相随应时而化，人感此气而成，谓因风气而生长。然风有邪正，正风者，即温和之风，生育万物也。邪风者，乃飘飘②之风，肃杀万物也。故以风气虽能生万物，亦能害万物，如水能浮舟，亦能覆舟之譬。五脏元真通畅，人即安和者，谓人之内气不虚，则不受邪而为病也。若天气寒时而反热，热时而反寒，为客气邪风，中人多死，乃谓冲方来者，伤人之风也。凡人身之病，不出表里阴阳，内因、外因、不内外之三因，故曰：千般疢难，不越三条，一者，经络受邪入脏腑，为内所因，即

---

① 八风：大自然不同方向的八种风。出自《素问·八正神明论》。
② 飘飘：疾风，大风。

大邪中表，感冒风寒，传经入里，乃经络受邪之病也。二者，邪从四肢九窍入于血脉肌肉筋骨，壅塞不通，即拘挛、瘫痪、风痹之类，为外皮肤所中，是躯壳井荣俞合募原受邪为病也。三者不从六淫，而因房室虫兽所伤，为不内外因，即自作劳伤之疾也。以此详之，病由多尽。若人能养慎，不令邪风干忤经络，谓无内损则身无病。或中经络，未流传脏腑，即医治之，可免七传之患，谓内因必须早治也。四肢才觉重滞，便行导引吐纳针灸膏摩诸法，勿令九窍闭塞，不致筋挛软短，痛痹瘫痪诸疾，谓外因必须早治也。更无王法、禽兽灾伤，房室勿令竭乏，服食节其冷热苦酸辛甘，谓不因风寒致病，而过节劳伤，须当自慎，故曰不令形体有衰。《灵枢》曰：虚邪不能独伤人，必因身形之虚而后客之。故得三焦之气统领气血津液，充溢脏腑腠理，则邪不能入，所谓病则无由入其腠理。然三焦之气充溢躯壳，脏腑肌肉皮肤相合，罅隙之路为腠，故为三焦通会元真之处，为血气所注。精津血液溉灌滋渗脏腑、筋骨、肌肉、皮肤出入之窍为理，故为皮肤脏腑之文①理。总皆赖三焦之气充溢脏腑津液实之，则腠理密而不受邪为病也。

时　　令论二条②

问曰：有未至而至，有至而不至，有至而不去，有至而太过，何谓也？师曰：冬至之后甲子，夜半少阳起，少阳之时，阳始生，天得温和。以未得甲子，天因温和，此为未至而至也；以得甲子，而天未温和，为至而不至也。以得甲子，而天大寒

---

① 文：同"纹"。
② 时令论二条：原缺，据目录补。

不解，此为至而不去也。以得甲子而天温如盛夏五六月时，此为至而太过也。

此以司天运气，辨太过不及，以合三阴三阳，为察证治病之权衡也。经云：夏至四十五日阴气微上，阳气微下；冬至四十五日，阳气微上，阴气微下。然阴阳升降进退皆从二至为始也，故仲景以冬至之后甲子夜半起少阳，其义正合《内经》冬至四十五日，三阳开泰之意，以正来岁一年时令太过不及，则二甲子起阳明，三甲子起太阳，四甲子起太阴，五甲子起少阴，六甲子起厥阴，而终一岁。盖冬至之后甲子，乃一阳齐于地面，将发来春温令，若未得甲子而天得温和，时令未至，其气先至，为未至而至，经谓来气有余。若已得甲子天未温和，而时令已至，其气未至，为至而不至，经谓来气不及。已得甲子而天大寒不解，乃新令已至，旧令不退，为至而不去，亦旧气有余，新气不及。若已得甲子，即当天温而反如盛夏五六月时，为至而太过，亦为来气有余也。然时正则人民安和，或遇不及则乘年之虚，遇月之空，太过则失时之和，客气邪风中人多死。故当占时令之蚤晏①则知六气之虚实，然后治病无失。后人妄议仲景三百九十七法，无一言道及运气，非略之也，盖有所不取也。嗟嗟②！既无一言及之，此上下二条，所谈何事？要知不读《金匮》之陋矣。

师曰：寸口脉动者，因其王③时而动，假令肝王色青。四时各随其色脉。肝色青而反色白，非其时色脉，皆当病。

前言天时过与不及，为察证治病之权衡，此以人之色脉合

---

① 蚤晏：早晚。蚤，通"早"；晏，晚。
② 嗟嗟：叹词。
③ 王：用同"旺"，下同。

于天时而相反者为病也。夫寸口者，概言两手寸关尺部也，动者，因时令至而鼓动生气之机行，故谓王时而动，所以人气应之，而显于脉，乃四时生王之气，随时而发，故曰肝王色青。四时各随其色脉，如春弦夏洪、秋毛冬石是也。然春王脉当微弦，是合春平，为无病。或色反见白，脉反见涩，乃贼克之征，非其时色脉，皆当病矣。观此二条察证治病，若不合天地人三才一贯之理，则为缪妄不经而谈医也。

问阴阳病十八①

问曰：阳病十八，何谓也？师曰：头痛、项腰脊臂脚掣痛。阴病十八，何谓也？师曰：咳、上气、喘、哕、咽、肠鸣、胀满、心痛、拘急。五脏病各有十八，合为九十病，人又有六微，微有十八病，合为一百八病，五劳七伤六极，妇人三十六病，不在其中。清邪居上，浊邪居下，大邪中表，小邪中里，槃饪②之邪，从口入者，宿食也。五邪中人，各有法度，风中于前，寒中于暮，湿伤于下，雾伤于上，风令脉浮，寒令脉急，雾伤皮腠，湿流关节，食伤脾胃，极寒伤经，极热伤络。

此以头痛、项腰脊臂脚掣痛，手足三阴三阳经络躯壳受邪，总为阳病。咳、上气、喘、哕、咽、肠鸣、胀满、心痛、拘急，脏腑受邪，总为阴病，乃提察证表里之大纲也。盖阴阳二病俱有十八者，乃风寒暑湿燥火，大邪中表，躯壳经络受邪，皆致头痛等疾，故为阳病，然邪中一经卫分而为一病，荣分受邪以为一病，荣卫两受其邪，亦为一病，故一邪中于一经，变而为

---

① 问阴阳病十八：原缺，据目录补。
② 槃饪：饮食。"槃"，同"穀"（谷）。

三，六邪合之则成十八。《灵枢》谓病在阳者命曰风，病在阴者命曰痹，阴阳俱病命曰风痹，以此观之，则阴阳十八之数明矣，然一脏病有十八，以五脏合之，则成九十也。六微者，小邪中里，邪袭六腑，亦以荣卫推之。一腑十八，六腑合之，则为一百八病，盖头痛、项、腰、脊、臂、脚掣痛，咳、上气、喘、哕、咽、肠鸣、胀满、心痛、拘急、脏腑、经络诸病，皆以荣分、卫分、荣卫两分推察，则病变无穷，总不越阴阳荣卫六淫所致也。如《千金》谓久视伤血，久卧伤气，久坐伤肉，久立伤骨，久行伤筋，而为五劳。大饱伤脾，大怒气逆伤肝，强力举重，坐卧湿地伤肾，形寒饮冷伤肺，忧愁思虑伤心，风雨寒暑伤形，大怒恐惧不节伤志而为七伤。气极、血极、筋极、骨极、肌极、精极而为六极，并妇人三十六病，皆属内伤，非六淫邪气为病，故不在其中。盖邪有大小清浊不同，第风暑火邪属阳，而人身上半为阳，以阳从阳，所以感之而居上。寒湿燥属阴，而人身下半为阴，以阴从阴，故居于下。然天之六气为阳，感人肌表经络，是为大邪中表，故显头痛、项腰脊臂脚掣痛。躯壳经络受病，即四时伤寒之类。若微邪感入井荣俞合募原之间，延入脏腑，是为小邪中里，内显咳、上气、喘、哕、咽、肠鸣、胀满、心痛、拘急，脏腑受病，即四时之杂病也。檗饪者，米面之食从口而入，乃为宿食，虽非风寒之比，因其过食停滞而伤脾胃，所以列入五邪之中。然五邪中人，各有法度，但风邪属阳，前者，朝也，卫也，为阳，以阳从阳，故风中于前。寒者属阴，暮者，晚也，荣也，为阴，以阴从阴，是故寒中于暮。湿邪重浊而下降，故伤于下。雾邪轻清而上腾，故伤于上。风伤于卫，其性轻扬，故令脉浮。寒入于荣，其性坚劲，故令脉急。肺主皮毛，其性轻凉，雾为清邪，故伤皮腠。

湿为阴邪，擅走空窍，则流关节。食入于胃，健运在脾，过食气壅，则伤脾胃。寒气属阴，经脉亦阴，以阴从阴，极寒所以伤经。络脉属阳，热亦属阳，以阳从阳，极热故伤络也。

望　色①

问曰：病人有气色见于面部，愿闻其说。师曰：鼻头色青，腹中痛，苦冷者死。鼻头色微黑者，有水气。色黄者，胸上有寒。色白者，亡血也。设微赤，非时者死。其目正圆者，痉不治。又色青为痛，色黑为劳，色赤为风，色黄者便难，色鲜明者有留饮。

此邪入于内，色华于外，望而知之者也。经云：东方青色，入通于肝。凡言色者，肝主之也，故肝邪乘脾，标显于鼻，所以鼻头色青而为腹中痛。肾寒随木侮土，阴盛阳虚，脾元欲绝，苦冷者死。若肾气受邪，热壅胃关，木道不利，反溢脾胃，上应鼻头，故色微黑，为有水气也。夫脾受木邪，健运之机迟滞，津液蓄蒸为饮，上溢胸鬲②，气应于鼻，故色黄为胸上有寒，寒即饮也。盖血随气转，而气不上升，营血亦不荣于鼻，故色白为亡血。经谓色白为寒，乃指气虚不升，但言其本也。又谓血脱者色白，即《金匮》所谓亡血，乃以血随气转而言其标，经论互明，理诚不悖耳。然赤为心色，而气王于夏，若微赤见于非时，乃木火妄动，刑于肺金，水源先绝，故主死也。若微赤而病痉者，因其真阴衰惫，不能上灌于目，系络干枯，目瞋③不转，故谓正圆者不治，乃指少阴之痉而言也。此上邪气

---

①　望色：原缺，据目录补。

②　鬲（gé 格）：同"膈"。下同。

③　瞋（chēn 嗔）：瞪大眼睛。

入内，乃有寒热虚实之分，以下五色，但言风热而无寒，即《难经》谓肝主色，入心为赤，入脾为黄之类。然风木本脏受邪，壅逆血气不通，故青为痛。而房劳以致水衰受风，以挟肾火上熏，故黑为劳。风邪挟肝入心，而火浮于外，故赤为风。肝风入脾，风湿相搏，肠胃津液干枯，故色黄者便难，然风热抑遏，脾精不输，化为痰饮，然饮乃木类，水主润泽，故黄色而鲜明者有留饮也。

论曰：《灵枢》云明堂骨高以起，平以直，五脏次于中央，六腑夹其两侧，首面上于阙庭，五宫在于下极，乃言气色见于鼻头上下左右之部位也。《素问》谓黄赤为热，白为寒，青黑为痛，是以阴阳分寒热而言也。又曰赤欲如白裹朱，不欲如赭。白欲如鹅羽，不欲如盐。青欲如苍璧之泽，不欲如蓝。黄欲如罗裹雄黄，不欲如黄土。黑欲如重漆色，不欲如地苍，乃取色之神气，光明润泽者生，枯涩晦滞者死。越人谓肝主色，入心为赤，入肺为白，入脾为黄，入肾为黑，自入为青，乃以肝邪传乘五脏而显五色。若见五色，吐下之。五色，喜五色、恶五色，皆属肝邪致病之常，若非肝气入于他脏，则他脏之色不现，故凡内伤外感，虚实寒热之病，而现五色者，必挟风木在其中矣。《金匮》以鼻头观五色，定五脏之征者，因鼻属脾土，而金木火水四脏，无土不生，但脏气皆根于土，故鼻头色青，乃木水入于土，故腹中痛，苦冷者死；微黑者，木邪入肾，水热上蒸，为有水气，木邪入脾，则色黄；胸上有寒，木邪入肺，则色白亡血；风邪入心，故微赤，非时死。又曰，色青为痛，色黑为劳，色赤为风，色黄便难，鲜明有留饮，即风热所致之五色，仲景亦不离木邪临土，标现鼻头，以取气色逆顺有无，而定吉凶虚实寒热，诚合《灵》《素》《难经》，当于此三家合参，则备而神矣。

再按：《难经》谓肝主色，乃肝邪入于心肝肺脾肾，则现青黄赤黑白之色，是风木邪气主病也。然见色而无病者，经谓经有常色，络无常变之本色也。即东方甲乙之气，入于东南西北中，而为生发之气，若失其常，则生机化灭矣。故四时无病，皆有之耳。若有病而现色征者，乃感邪风为病也，或纯一而无别色相兼，即风木太过，土元虚败乃为生气将竭之征。所以至危之证，必观气色生克而定吉凶。然《难经》有肺主声，心主臭，脾主味，肾主湿①，肝主色，乃彼此互相而生，互相而杀，谓之颠倒五行，即经五五二十五阳之义，若能明此《灵》《素》《难经》《金匮》望闻问切之情，方可称轩岐门下客也。

闻　声②

师曰：语声寂寂然，喜惊呼者，骨节间病；语声喑喑然不彻者，心膈间病；语声啾啾然细而长者，头中病。

此以声辨上中下三焦受病，即闻而知之者也。语声寂寂然，乃虽有语而其声不扬，音属羽角。邪居下焦肝肾，故声不上彻而寂寂然，盖肝之在声为呼，其病主惊骇，故喜惊呼。肾主静而主骨，以肝肾互言，知骨节间病也。语声喑喑然不彻者，乃浑浊迟钝而声不速，其音属宫，经谓声如从室中言者是也。邪郁中焦，湿壅气滞，胸间大气不转，声浊不清，知心膈间病也。语声啾啾然细而长者，乃尖细长而明亮，音属商徵，邪居上焦躯壳而高，不碍脏腑心肺胸膈咽喉之气，故声彻而速，知头中

---

① 湿：《难经·四十四难》作"液"。

② 闻声：原缺，据目录补。

病也。

夫病痼疾，加以卒病，当先治其卒病，后乃治其痼疾也。

此有旧疾复感新邪，当分先后治也。痼者，邪气坚固难拔；卒者，邪气骤来而易去也。若病者，宿有痼疾而忽加卒病，务当先治卒病，不使邪气相并转增旧疾，但久病乃非朝夕可除，须当缓图，所以后乃治其痼疾也。

问治未病①

问曰：上工治未病，何也？师曰：夫治未病者，见肝之病，知肝传脾，当先实脾。四季脾王不受邪，即勿补之。中工不晓相传，见肝之病，不解实脾，惟治肝也。夫肝之病，补用酸，助用焦苦，益用甘味之药调之。酸入肝，焦苦入心，甘入脾。脾能伤肾，肾气微弱，则水不行，水不行，则心火气盛，则伤肺，肺被伤，则金气不行，金气不行，则肝气盛，则肝自愈，此治肝补脾之要妙也。肝虚则用此法，实则不在用之。经曰：虚虚实实，补不足，损有余，是其义也。余脏准此。

此问答五脏病，当合时令虚实之治也。盖望闻问切，四诊精明，则预知传变吉凶，故为上工。而治未病者，乃今病为已病，邪乘所胜，后起而为未病，即肝病传脾，脾病传肾，肾病传心，心病传肺，肺病传肝之义。本篇提肝病为已病，预防木盛乘脾之未病，故当先实脾，俾脾气实而金亦王，木得平而不乘脾土为要。中工不晓相传脾土之害，不解实脾，惟治其肝，以致木邪临土，脾病陡起。经谓粗工凶凶，以为可攻，故病未已，新病复起是也。在四季脾王之月，不受木乘，即勿补之，

① 问治未病：原缺，据目录补。

其或误补，是犯实实之戒矣。此言风木时令之实，则当培土之阴以防木乘之未病。此下乃明木令之虚，亦当培土之阳，资生营卫而济肝虚，俾肝气盛而火亦王，金气平而不乘于木，亦为治未病也。后人不明仲景立言是以肝木一脏虚实而明五脏之治，概以肝实混统注释，故复明之。夫肝之病，补用酸者，因肝脏藏血，而血虚受邪，故用酸味属阴，从肝阴之性，而补阴血为君。经谓补上下者，从之是也。又用焦苦入心养正，使心火不窃母气为助。益用甘味之药调者，甘能入脾，资生营卫，充济诸脏之虚，而肝得其济则金亦平而不伐于木，经谓佐君之为臣也，因肝虚故用酸入肝，焦苦入心，甘入脾而调之。甘入脾者，谓甘热之品也。又谓脾能伤肾，肾气微弱则水不行，水不行，则心火气盛，则伤肺，肺被伤则金气不行，金气不行，则肝气盛，则肝自愈，复明木虚而受金寒之暴病，是互时令贼邪淫克，吉凶在于瞬息之间，所以伐实救虚，乃胜复相制之理，实非从火刑金，而为治病之常。若常法以扶其不足，损其有余，为肝虚补脾，以防未病，若肝盛误补，是助木乘脾，而致未病矣。此明肝虚金邪暴伤，故使肝气盛，则肝自愈，重以前后互言，故曰治肝补脾之要妙，肝虚则用此法，实则不在用之。又嘱不可虚虚实实之误，当以补不足损有余，而为治五脏虚实之常，谓是其义也。然举一隅而使三隅反，故曰余脏准此。

　　论曰：《脏气法时论》曰：肝脏用辛补之，酸泻之。本论谓补用酸，以此观之，古圣先贤，补泻不同，孰为是耶？盖《内经》是言寒凉之邪，贼克肝木，阴凝气滞，郁而不伸，而肝为风木，其性温而欲散，故用辛温阳药散邪，俾邪去则正气自复，故为补，乃气分逆治之法也。《金匮》乃言肝脏藏血，以阴血为主，因阴血虚而气盛化火，气散不敛，相招外风为病，故以味酸属阴，滋养阴血，而收欲散之气，则邪自退，乃病发于阳，以阴法救之，故曰用酸补之。仲景是明血分从治，诚补《内经》之未发也。然以《内经》反复推之，则五脏气血，皆有逆从之治，兹复明之。夫肝藏血，为阴中之阳，其性温而气欲散。若血虚者，当以味酸从治而补之。血实者，当以味辛气凉，逆治而散邪。气虚者，当以气温从治而补气。气实者，当以气凉逆治而散邪。心主血，为阳中之阳，其性热而气欲软。血虚者，当以苦温从治而补之。血实者，当以辛甘逆治而散邪。阳虚者，当以甘热从治而补阳。阳实者，当以气寒逆治而散邪。脾主湿，为阴中之至阴，其性湿，而气欲缓。血虚者，当以味甘从治而补阴。血实者，当以味苦逆治而泻邪。阳虚者，当以甘热从治而补阳。阳实者，当以苦寒逆治而泻邪。肺主气，为阳中之阴，其性燥而主气，气欲收。血虚者，当以味酸从治而补阴。血实者，当以味辛逆治而散邪。气虚者，当以气凉从治而补气。气实者，当以气温逆治而泻邪。肾主水，为阴中之阴，其性寒，其气坚。阴虚者，当以味咸气寒，从治而补阴。阴实者，当以味甘气热逆治而泻邪。阳虚者，当以气热逆治而补阳气。阳实者，当以气寒从治而泻邪。此乃五脏寒热温凉湿，正气补泻大纲之法，若感六淫，又当参邪气寒热而补泻，不可拘定正法矣。今人但言《内经》气分寒热之从治，不究《金匮》血分而有从治之法，故复表出。

五脏病喜恶①

师曰：五脏病，各有所得者愈。五脏病，各有所恶，各随

---

① 五脏病喜恶：原缺，据目录补。

其所不喜者为病。病者素不应食，而反暴思之，必发热也。

此以得恶气味，辨五脏虚实之病也。心肝脾肺肾五脏之体，乃属寒热温凉湿之五气，禀具缓散软收坚之五用，苦酸辛甘咸之五味，焦臊香腥腐之五臭，青黄赤白黑之五色。然万物亦具体用气味，但不似人身之备耳。盖脏气不足，则他脏之气乘扰，欲求外物之体用气味而为自救，所以五脏病各有所得者愈。如肝欲酸、肾欲咸之类，由脏气之虚也。若脏腑感受外邪，内郁化热，则恶外物之体用气味，故五脏病各有所恶，即心恶热、肺恶寒之类，当随其所恶之脏，则为受邪之处，所谓不喜者为病，乃由脏气受邪之实也。若脏气不足，邪气扰损元气，则欲求外物之体用气味相救，故素不应食之物，而反暴思之，邪正两气相郁，化而为火，故必发热，发热者，脏腑气郁而为内热也。盖《难经》谓饮食劳倦伤脾，当喜味，仲景虽不言及，但气味之病必因饮食劳倦之由而起，当与《难经》参看则备。

五脏攻法方一首①

夫诸病在脏欲攻之，当随其所得而攻之，如渴者与猪苓汤，余皆仿此。

此即前条五脏蕴热之攻法也。杂病攻法与伤寒痞满燥实坚用陷胸承气迥别，然伤寒乃无形之邪与有形燥屎热结于胃，当从下夺，此言心肝脾肺肾五脏感受六淫无形之大小诸邪，中里为病，是非一概使邪肠胃而去，下则徒伤脾胃，病变不测，是当随其所得之脏，表里出入之处而驱，故曰随其所得而攻之。

---

① 五脏攻法方一首：原缺，据目录补。

如邪在心当泻小肠，在肺泻大肠，在脾夺其胃，在肾泻膀胱，乃使表里相通，出入之门户而去也。惟有肝胆不通皮毛、前后二阴，前人谓胆无出入，惟有和解之法，或借胃腑之路而出，又当审胃气之虚实而行焉。如渴与猪苓汤者是以肾之一脏而发明五脏，因邪积于肾，故用阿胶以养肝肾之阴，使脏邪之机向表，泽泻、滑石引导肾间无形之邪，俾从膀胱而出，正所谓当随其所得而攻之。若心病当用导赤之意，所谓余皆仿此，盖经谓攻里不远寒者，是邪在胃腑，故以硝黄咸寒直攻肠胃，随其便处而出。此仲景自出手眼，另用甘淡渗泄小便，或从吐下诸法，乃使五脏无形之邪各从其便处而出，诚补《内经》未备，开发后学之良规耳。

猪苓汤方

猪苓去皮　泽泻　茯苓　阿胶　滑石各一两

上五味，以水四升，先煮四味，取二升去滓，内阿胶，烊消尽，温服七合，日三服。

误治救逆①

问曰：病有急当救里救表者，何也？师曰：病医，下之，续得下利，清谷不止，身体疼痛者，急当救里，后身体疼痛，清②便自调者，急当救表也。

此病分表里，治有先后也。问急当救里救表者，乃病在表，而医反下之，诛伐无过，致伤脾胃之气，所以下利清谷不止。然虽身疼，表证未解，当救误下之逆为急，不可姑虑

---

① 误治救逆：原缺，据目录补。
② 清：通"圊"，厕所。此指排便。

表邪，以致内阳下脱，必俟元阳恢复，清便自调之后，急当救表。然表当急救何也？盖恐内阳初复未充，外邪陷入，又变结胸痞满耳。

切　脉①

师曰：病人脉浮者在前，其病在表。浮者在后，其病在里，腰痛背强不能行，必短气而极也。

此以关脉前后分表里而辨内伤外感也。前者，关前寸口脉也，寸口属阳主表，而浮者在前，邪在于表，即风中于前之外感也。后者，关后尺脉也，尺脉属阴，主里，而浮者在后，为病在里，即内伤精血之病也。两尺主肾，其脉贯脊，阴虚阳盛则见脉浮。精血虚而受邪，痹者不行，不能上贯于脊，腰痛背强不能行。精虚不能摄气归源，气反上逆，故短气而急也。

厥论三条②

问曰：厥阳独行，何谓也？师曰：此为有阳无阴，故称厥阳。

此即《内经》阴气衰于下，则为热厥是也。阴衰于下，阳无所附，孤阳挟邪，独厥于上，为厥阳独行，盖有阳无阴者，乃非全无阴气，但阴虚不能维持阳气之谓耳。

问曰：寸脉沉大而滑，沉则为实，滑则为气，实气相搏，血气入脏即死，入腑即愈，此为卒厥，何谓也？师曰：唇口青，身冷，为入脏即死，如身和汗自出，为入腑即愈。

---

① 切脉：原缺，据目录补。
② 厥论三条：原缺，据目录补。

此卒厥脉与证也。寸脉主上为阳，沉为里实，大为阳盛，滑为阴中阳气有余而上逆，逆则阴阳之气相并于上，为实气相搏。血气入脏者，即邪气入脏也，邪既入脏，堵塞经隧，神明无主，卒倒无知，谓之卒厥。若唇口青身冷，即是邪气入脏，堵塞血气，神机不能出入，脏气垂绝，所以主死。经谓血气并走于上，则为大厥暴死是也。若身和汗出，乃邪气入腑，闭塞腑气，不得出入，一时卒倒，非脏绝之比，顷时阳极外达，邪气随之外泄，故知入腑即愈。

问曰：脉脱，入脏即死，入腑即愈，何谓也？师曰：非为一病，百病皆然，譬如浸淫疮，从口起流向四肢者可治，从四肢流来入口者不可治，病在外者可治，入里者即死。

前云寸脉沉大而滑，血气入脏入腑而为卒厥，此云卒厥，有脉脱入脏即死，入腑即愈之辨也。脉脱者，非虚脱之脱，乃邪气堵塞，正气不行经隧，脉道不鼓而似脱也。夫邪气入脏，闭塞经隧，脉气不行，营气不通，则口唇青，身冷，但邪进而不退，脏气败伤，故主死矣。入腑脉脱者，邪气壅于经络，脉气不行，脏气内守而不伤败，故身和暖，而阴阳进退，气机转动之时，腑气冲和，送邪外出，汗出即愈。譬如浸淫疮，从口起流向四肢者，邪从内发于外，泄而不进，故可治。若从四肢流来入口者，邪往内入，进而不泄，脏气伤败，故不可治。此示凡病在表为轻，而易治；入里者，深重则难治也。

论曰：经谓厥则阳气并于上，阴气并于下，阳并于阴①，则火独光，阴并于阳②，则足寒而胀。又谓血之与气，并走于

---

① 阳并于阴：《素问·解精微论》作："阳并于上"。
② 阴并于阳：《素问·解精微论》作："阴并于下"。

上，则为大厥，厥则暴死，气反则生，不反则死。又谓内夺而厥，则为瘖俳①，此肾虚也。又阳气者，大怒则形气绝，而血菀②于上，使人薄厥。又厥逆为病，足暴清③，胸若将裂，肠若刀切，烦而不能食，脉大小皆涩。然厥证虽多，要皆不出阴阳偏胜，气逆则一也。又谓阳气衰于下，则为寒厥，乃阳衰阴逆，手足厥冷也。阴气衰于下，则为热厥，乃阴虚火逆，手足大热也。二者因酒色内伤，偏虚脾肾阴阳之气发病。若见气逆面红，即便为厥，弗执必欲手足厥冷，身体强直，方谓之厥，此为阴阳两大法门耳。《金匮》谓厥阳独行，有阳无阴，正此之热厥也。经又谓令人腹满，或暴不知人，是卒倒无知，身形如尸，乃邪正之气闭逆不通而厥，即扁鹊治虢太子之尸厥，俗谓之类中风，《金匮》谓之卒厥。唇口青，身冷，为入脏即死；身和汗出，为入腑即愈。经有巨阳之厥，肿首头重，足不能行，发为眴④仆。阳明之厥，颠⑤疾欲走呼，腹满不得卧，面赤而热，妄见而妄言。少阳之厥，暴聋颊肿而热，胁痛，胻不可以运。太阴之厥，腹满䐜胀，后不利，不欲食，食则呕，不得卧。少阴之厥，口干溺赤，腹满心痛。厥阴之厥，少腹肿痛，腹胀，经溲不利，好卧，屈膝，阴缩肿，胻内热。此皆经络脏腑受邪，气逆而为之厥，非手足寒冷卒倒之比。仲景详于《伤寒·厥阴篇》一二日至四五日厥者必发热，前热者后必厥，厥深者热亦深，厥微者热亦微，乃肝气逆胃，胃气不伸之厥，即《内经》

---

① 瘖俳：病名。出自《素问·脉解》。瘖，说话无声；俳，步履不便。
② 菀（yù 郁）：通"郁"，聚集，郁结。
③ 清：清冷。
④ 眴（xuàn 眩）：同"眩"。
⑤ 颠：同"癫"。

气逆之实厥。若四逆吐蛔，乃虚寒之厥也。故治厥证，当以《内经》、仲景诸书合参则备。后人不按经旨，临证模糊，但以痰食寒热气厥，混言妄治，不惟无益，蒙蔽后人，故续表出。

喘　　息论二条①

师曰：息摇肩者，心中坚。息引胸中上气者，咳。息张口短气者，肺痿吐沫。

此言喘息有痰气、肺胀、肺痿之别也。心中者，即胸中也，风寒挟痰抟结胸中，肺气逆而呼吸不利，故息摇肩者为心中坚。若无痰饮抟结，纯是风寒伤肺，气逆于上，则息引胸中为上气者咳，乃属肺胀也。若张口短气者，是肺热叶焦，气弱不振，津液化而为涎，上溢于口，故吐涎沫，谓之肺痿矣。

师曰：息而微数，其病在中焦实也，当下之则愈，虚者不治。在上焦者，其吸促；在下焦者，其吸远当作迟字，此皆难治，呼吸动摇振振者不治。

此辨喘息分虚实，定可治与不可治也。息而微数，即气息微而喘促也，因外邪而挟痰食燥屎，郁结上中二焦之气，滞而不能上通下达，故息而微数。病在中焦为实，故当下之则愈。设无痰食燥屎阻滞而息微数，即营卫虚败，气不归源之虚喘，故为虚者不治。而又以呼吸之迟促分治心肺脾肝肾虚之据。然心肺居上为近，若心肺之气虚而不能纳气归源，其吸必细短而促。肝肾居下为远，若肝肾下焦阴虚，不能摄气归源，其吸必长而迟。故喘病属实者，可用下法为易愈。若上中下三焦元气虚惫所致者，泻之则愈损，补之则不及，故皆难治。见呼吸动

---

① 喘息论二条：原缺，据目录补。

摇振振者，是阴阳营卫俱败，惟存一线浮游之气，逼迫呼吸，顷刻垂绝，故不治也。

论曰：经谓不得卧而息有音者，是阳明内实，壅滞之逆也。起居如故而息有音者，乃肺之皮毛受邪而络脉逆也。不得卧，卧则喘者，是肺肾受邪，水气之客也。皆明邪实致喘，而未言虚，本论谓息摇肩者，心中坚，息引胸中上气者咳，是辨上焦之实。息张口短气之肺痿，是辨上焦之虚；息而微数，是辨中焦之实。更以上焦之虚而吸之促，下焦之虚而吸之迟，呼吸动摇振振者，为虚败之证。《金匮》有虚有实，当与《素问》《金匮》合参，临证则备。

痉论八条　方三首

太阳病，发热无汗，反恶寒者，名曰刚痉；太阳病，发热汗出，而不恶寒，名曰柔痉。

此以风寒二证，辨定刚柔二痉也。痉病由于太阳受寒，重感湿邪，或伤风受湿而变为痉，故提太阳发热无汗反恶寒之寒伤营证为刚痉，发热汗出不恶寒之风伤卫证为柔痉。然未具低头视下，脊强反折，仲景遂为痉者，何也？盖欲明其无汗恶寒，营实为刚痉之始，有汗不恶寒，卫虚为柔痉之先，故揭此二条，著其要领也。

太阳病，发热，脉沉而细者，名曰痉，为难治。

此明痉病必挟湿也。太阳病发热，即寒伤营分。而脉沉细，不见下利，手足逆冷，是非里寒外热之比，乃太阴湿盛，淫于太阳，凝滞气血经筋，将来背反张硬，或低头视下，发如痫状，势必即至，所以未兆之先，直断为痉。此太阳而见太阴贼克之脉，故曰难治。

病者，身热足寒，颈项强急，恶寒，时头热，面赤目赤，独头动摇，卒口噤，背反张者，痉病也。若发其汗者，寒湿相得，其表益虚，即恶寒甚。发其汗已，其脉如蛇。暴腹胀大者，为欲解，其脉如故，反伏弦者，痉。夫痉脉按之紧而弦，直上下行。《脉经》云：痉家，其脉伏坚直上下。

此言治痉不可大汗也。寒湿淫于太阳经筋，格阳于上，身热而足寒。太阳经脉受邪，则颈项强急。寒湿居下，阳不下达，足寒而头热。太阳而兼阳明，故面目赤而卒口噤。太阳与督脉风为主病，独头动摇，背反张，而为痉病。盖痉乃经筋阳虚而受阴湿，治之不可大发其汗，汗则气伤而邪反不去，寒湿相得，反为留连，致表益虚而恶寒甚。阳伤湿盛则脉坚劲，动犹如蛇，乃譬挣扭奔迫之状也。暴腹胀大者，似乎邪传太阴，暴烦自利，欲解之征，若其脉仍如故而反伏弦，要知汗伤其阳，邪气内传，而为太阴痉矣。太阳经筋原挟督脉而行，筋受寒湿，脉紧弦而强直上下，经谓督脉为病，脊强反张，正指此痉而言也。

太阳病，发汗太多因致痉。夫风病下之则痉，复发汗必拘急。疮家虽身疼痛，不可发汗，汗出则痉。

此三条，乃明他病汗下不当则变痉也。太阳病，是当发汗散邪，然过汗则伤津液气血，经筋无养，筋枯挛缩，则为痉矣。风病下之则伤阴血，血不濡筋，以故作痉，复发其汗，又伤阳气，以致阴阳津液俱伤，不能荣养筋脉，势必拘急而为痉也。疮家营血素亏，若发其汗，更伤血液，筋脉无养，则成痉矣。以上或治他病，汗下之后而变痉者，务必参明此意，施治则善。

痉病有灸疮，难治。

此有灸疮致痉也。灸疮乃用艾火燃之，百脉灵通，经穴疏畅，血气因脓而亏，汗吐下三法，皆不能施，故曰难治。

太阳病，其证备，身体强，几几然，脉反沉迟，此为痉。瓜蒌桂枝汤主之。

此出柔痉之方也。太阳证备，身体强，故为痉病。几几然者，如短翼之鸟，欲飞而不能飞之状，是兼阳明矣。然风少湿多，侵于肌肉，以致脉沉，湿郁气滞，脉则迟矣。若以太阳较之，其脉当浮，此得太阴湿脉，故脉反沉迟，此之沉迟，必然有力，非虚寒软弱之比，故为病痉。然虽不言有汗之柔痉，此用桂枝汤和营卫，而解太阳卫分之邪，瓜蒌能清胸膈之热，不出有汗风伤卫之大法，可以意会。

瓜蒌桂枝汤方

瓜蒌根三两　桂枝三两，去皮　甘草三两，炙　芍药三两　生姜三两，切　大枣十二枚，擘①

上六味㕮咀，以水七升，微火煮取三升，去滓，适寒温服一升。

太阳病，无汗而小便反少，气上冲胸，口噤不得语，欲作刚痉。葛根汤主之。

此出刚痉之方也。太阳病无汗，是同寒伤营证，但湿郁膀胱气化不行，故小便反少。邪入阳明则气上冲胸而口噤不得语，故曰欲作刚痉，此太阳而兼阳明经腑。大筋受邪，所以无汗。故用桂枝汤和营卫，加葛根、麻黄，汗解太阳阳明两经寒湿之邪也。

葛 根 汤

葛根四两　麻黄三两，去节　桂枝二两，去皮　甘草二两，炙　芍药二两　生姜三两，切　大枣十二枚，擘

上七味，以水一斗，先煮麻黄葛根，减三升，去上沫。

内诸药，煮取三升，去滓，温服一升，覆取微似汗。

痉为病，胸满口噤，卧不着席，脚挛急，必齘齿，可与大承气汤。

此太阳阳明之痉也。太阳之邪内入为胸满，并侵阳明经筋则口噤。卧不着席，脚挛急者，太阳角弓反张之变辞。介②齿

---

① 擘：原文作劈。
② 介：介同"齘"，牙齿相磨切。

者，阳明口噤之变辞也。此太阳阳明两经合为痉病，故曰可与大承气，仅疏阳明之邪耳。尚论谓太阳之邪并兼阳明，其势非缓法能解，用大承气使太阳阳明之邪尽从中土而出，盖大承气由胸至胃肠，而阳明邪去，势如奔马，若太阳之邪，未必尽由中土而出，表反内入，不为害乎。详仲景是欲狭小其制，惟疏阳明之邪，故曰"可与"，亦商酌之意，读者详之。

大承气汤

大黄四两，酒洗　厚朴半斤，炙，去皮　枳实五枚，炙　芒硝三合

上四味，以水一斗，先煮枳朴二物，取五升，去滓，内大黄，煮取二升，去滓，内芒硝，更上微火一两沸，分温再服，得下，余勿服。

论曰：痉乃强直之貌，始因太阳感受风寒，更兼湿邪黏着经筋，故为痉病。经谓痉项强，皆属于湿也。然寒湿相合为刚痉，风湿相合为柔痉。但发于太阴湿令，膀胱受邪，而有六经传变，虚实寒热多少之分耳。如新产血虚，多汗出，喜中风，而病痉者，乃血虚受风成痉，后人更名产后惊风，失其旨矣。本论首条发明无汗为刚、有汗为柔，次以太阳发热而脉沉细，是兼太阴寒湿，土来克水，故为难治。三条出其痉证之备，又戒发汗而伤其阳，又谓太阳病，发汗过多者、风病下之者、疮家身疼者、痉病有灸疮者，乃他证之戒，是非遂为痉矣。以瓜蒌桂枝、葛根二汤，发明表证虚实之治，而传变诸证，使人仿此消息①活法治之。有竹叶汤加附子以治产后颈项强，乃阳虚湿盛之痉。大承气汤，或见内实，原有疏解，非为攻下而设。示此诸法明其大纲，而令人触类旁通，以虚实寒热，临证化裁

---

①　消息：消长，此处指随病情进退用药。

为尚，勿以三方定治二痉之法为尽耳。盖方中行《伤寒条辨》谓小儿角弓反张，手足抽搐，后世儿科捻名①惊风误治，谓非惊风，亦为痉病，余详此乃少阴少阳客气所至，为惊为瘛，感冒热邪所致，实非惊风，并非痉病，故详及之。

再按：本论以太阳病有汗表虚为柔痉，无汗表实为刚痉，是以虚实而定刚柔，其辨最切，后人妄以角弓反张为刚，低头视下为柔，谬之甚矣。经谓阳急则反折，阴急则俯不伸，乃指胸背而言也，殊不知太阳经筋行身之背，挟脊并督脉上行巅顶，寒湿侵入大筋，故显软短拘急，而为角弓反张，无汗故为刚痉，而有汗则为柔矣。阳明经筋，行身之前，故低头视下，肘膝相构②，若有汗为柔，而无汗则为刚矣。及至传进三阴经脉，皆行于里，但见拘急，肘膝相构，俯而不仰，并无角弓反张之势，岂不为痉乎？然刚柔诚因表之虚实、汗之有无为的，若以俯仰辨之，即如少阳经络行身之侧，一手一目斜视抽搐而无俯仰，以何辨别刚柔？读者详之。

湿论六条　方二首

湿家之为病，一身尽疼，发热，身色如熏黄也。

此概言伤湿之病也。经云：湿淫所胜，太阳受邪，流于关节肌表之间，血凝气滞，则一身尽疼发热。邪正郁遏，化为湿热，蒸腾发越于肌肉皮肤之间，故显为黄。然湿为阴邪，以阴从阴，感于血分，身色犹如熏黄，若风邪入于阳明卫分，黄如橘子色矣。

---

① 捻名：假造名字。捻，同"捏"，捏造。
② 构：交结，连接。

太阳病，关节疼痛而烦，脉沉而细者，此名中湿，亦曰湿痹，其候小便不利，大便反快，但当利其小便。

此中湿表里并言也。湿淫所胜，流于太阳关节，营气不和，则关节疼痛。阳郁不伸，故发烦也。盖湿伤阴土，脾阳气滞，脉当沉细，则为中湿。若胃家阳土受邪发热，脉缓浮大，乃为伤湿矣。然湿伤于营，黏着不移，故曰湿痹。膀胱气化不行，故小便不利。邪流大肠，则大便反快。但当利其小便，使周身之湿，自从小便而出，乃湿淫于内之正治也。

湿家病身疼发热，面黄而喘，头疼，鼻塞而烦，其脉大，自能饮食，腹中和无病，病在头中寒湿，故鼻塞，内药鼻中，则愈。

此湿淫于上，与湿从下受不同也。湿邪感于太阳，与肺气相合，气郁于表，故身疼发热，面黄而喘，头痛鼻塞而烦也。邪居于表，故脉大。自能饮食者，腹中和而无病，当责病在头中寒湿，寒湿者，以湿属阴故也。盖鼻为肺窍，肺气受湿则鼻塞，故当纳药鼻中，擂去黄水，俾肺气通调，大气一转，肌腠开而湿痹解矣。

湿家身烦疼，可与麻黄加术汤发其汗为宜，慎不可以火攻之。

此伤湿之方也。寒湿居表，营实阳郁，故无汗而身烦疼，须得微汗则解。所以麻黄汤加白术，取微微似汗，则表湿俱去。术得麻黄，燥湿安土之功更倍。若以火攻，必致大汗淋漓，阳脱邪陷，为患不浅，故当戒之。

麻黄加术汤

麻黄三两，去节　桂枝二两，去皮　甘草一两，炙　白术四两
杏仁七十个，去皮尖

上五味，以水九升，先煮麻黄，减二升，去上沫，内诸药，煮取二升半，去滓，温服八合，覆取微似汗。

湿家，其人但头汗出，背强，欲得覆被向火，若下之蚤则哕，或胸满，小便不利，舌上如胎者，以丹田有热，胸上有寒，渴欲得饮，而不能饮，则口燥烦也。

此言表湿误下，邪陷之变也。湿淫所胜，痹着太阳，身背则强。郁遏阳气不得下达，气反上蒸，故头汗出。若太阳病不发热，背强欲得覆被向火，乃属卫虚湿盛，则当温经散邪为正，此不温经而反下之，湿邪乘虚陷入胸间，则哕而胸满，与结胸痞气颇同。胸邪拒格，肺不通调，故小便不利。热蒸津液，腻滞于舌，则舌上如胎，实非胎也。下则伤阴，阴伤则火盛于下，为丹田有热。邪陷于胸，为胸上有寒，寒即湿也。邪格阳气在上，燥烁津液，则渴欲得饮。而湿陷胸中制燥，故不能饮，但口燥烦也。

湿家下之，额上汗出，微喘，小便利者，死。若下利不止者，亦死。

此湿家误下致死也。中湿之人内阳必虚，湿邪在表，但欲微微似汗而散，经谓湿淫所胜，治以苦热，佐以酸淡，燥泄湿邪，《内经》之正法也。误以峻剂下之，徒伤脾肾之气，阳从上脱，则额上汗出而喘，阴从下脱，则二便滑利不止，故皆主死。

论曰：《金匮方论》六条，以湿淫所胜，膀胱受邪，显一身尽疼发热，身如熏黄，乃邪正郁蒸之证也。关节疼痛而烦者，太阳表邪而兼太阴里证。背强欲得覆被向火者，阳虚湿盛为寒湿，而兼误治之变。然邪从外入，须从外出，故用麻黄加术汤开腠通阳燥湿，而为治病之常。若身疼发热，面黄而喘，头痛鼻塞而烦，非伤太阳，乃湿伤于上，故纳药鼻中，取嚏散邪，因病变法亦变矣。盖湿邪传里，经有湿淫于内，治以苦热，佐以酸淡。若湿热为病，当易苦寒，是为正法，不似伤寒直施攻下，致伤中气，轻变则为胸上有寒，丹田有热，重则上焦阳脱，额上汗出微喘，下焦阳脱，则前后二便自利，故皆主死。此乃仲景欲人以表里寒热虚实脉证常变之法，临证化裁处方，为治病之权衡，非仅麻黄等汤遂为一定之法也。

风　湿论五条　方五首

病者，一身尽疼发热，日晡所剧者，此名风湿。此病伤于汗出当风，或久伤取冷所致也，可与麻黄杏仁薏苡甘草汤。

此风湿两伤表实之方也。风伤于卫，湿伤于营，邪在太阳、阳明两经营卫之间，湿则一身尽疼，风则发热，经云：地之湿气，感则害人皮肉筋骨。然湿多风少，侵于肌肉，内连胃腑，故日晡申酉阳明王时则剧。盖汗乃属湿，汗出未干，当风取冷，风汗乘虚侵入，风湿合而成之，故曰汗出当风，久伤取冷所致。但无汗为表实，用麻黄开腠通阳，以驱营中之邪，甘草和中，薏苡淡燥阳明风湿而健脾奠土，杏仁以通肺气，则二经风湿无不解矣。

麻黄杏仁薏苡甘草汤

麻黄五钱　杏仁十个，去皮尖　薏苡五钱　甘草一两，炙

上剉，每服四钱匕，水盏半，煎八分，去滓，温服，有微汗，避风。

风湿相搏，一身尽疼痛，法当汗出而解，值天阴雨不止，医云此可发汗，汗之病不愈者，何也？盖发其汗，汗大出者，但风气去，湿气在，是故不愈也。若治风湿者，发其汗，但微微似欲汗出者，风湿俱去也。

此治风湿表实不可大汗也。风湿伤于营卫之间，邪正相搏，一身尽疼发热，法当汗出而解，值天阴雨，湿阴过盛，阳虚不当发汗，而大发其汗，更伤其阳，风性轻扬易去，湿邪重浊留滞，故不愈也。欲治风湿者，但贵微微似汗，风湿俱去，若汗过多，反致病剧矣。

风湿脉浮身重，汗出恶风者，防己黄芪汤主之。

此风湿表虚之方也。脉浮为风邪在卫，身重为湿气在营，风多于湿，表虚不固，汗出恶风，然卫虚不可再汗，所以甘、术去湿安中，黄芪实表散邪，惟仗防己善驱风湿，固护卫气之中，略具驱邪之一面耳。

防己黄芪汤

防己一两　黄芪一两　甘草五钱，炙　白术七钱五分

上剉，每抄五钱匕，生姜四片，大枣一枚，水盏半，煎八分，去滓温服。喘者加麻黄五钱，胃中不和者加芍药三分，气上冲者加桂枝三分，下有陈寒者加细辛三分。服后当如虫行皮肤中，从腰下如水，后坐被上，又以一被绕腰以下，温令有微汗，差。

风湿相搏，骨节疼烦掣痛，不得屈伸，近之则痛剧，汗出短气，小便不利，恶风不欲去衣，或身微肿者，甘草附子汤主之。

此阳虚邪盛之证也。风湿伤于营卫，流于关节经络之间，邪正相搏，骨节疼烦掣痛，阴血凝滞，阳虚不能轻跷，故不得屈伸，近之则痛剧也。卫阳虚而汗出，里气不足则短气而小便不利。表阳虚而恶风不欲去衣，阳伤气滞，故身微肿。然表里阴阳，正虚邪实，故用甘、术、附子助阳健脾除湿，固护而防汗脱。桂枝宣行营卫，兼去其风，乃补中有发，不驱邪而风湿

自除。盖风湿证，须识无热自汗，便是阳气大虚，当先固阳为主。

甘草附子汤方

甘草二两，炙　附子二枚，炮　白术二两　桂枝四两，去皮

上四味，以水六升，煮取三升，去滓，温服一升，日三。初服得微汗则解，能食汗止，复烦者，服五合，恐一升多者，服六七合为佳。

伤寒八九日，风湿相搏，骨节疼烦，不能自转侧，不呕不渴，脉浮虚而涩者，桂枝附子汤主之。如大便坚，小便自利者，去桂加白术汤主之。

此伤寒未解，重感风湿之邪也。伤寒八九日，肌表已虚，外邪易袭，重感风湿，营卫不和，故身体疼烦，阳虚不能轻跷，不能自转侧。不呕不渴者，里无病而证在表。脉见浮虚涩者，因先发汗而伤阳气，重袭风湿，痹着三阳，故以桂枝汤去芍药之酸收，和营卫而去表风，加附子行阳逐湿，以开风湿之痹。若中虚邪陷，逼迫津液，偏渗前阴，不润肠间，则大便坚，小便自利，所以去走表之桂枝，加白术安中而生营血津液，滋润肠间之燥耳。

桂枝附子汤

桂枝四两，去皮　附子三枚，炮，去皮　甘草二两，炙　生姜三两，切　大枣十二枚，擘

上五味，以水六升，煮取二升，去滓，分温三服。

白术附子汤

白术一两　附子一枚，炮，去皮　甘草二两，炙　生姜一两半，切　大枣六枚，擘

上五味，以水三升，煮取一升，去滓，分温三服。一服觉身痹，半日许再服，三服都尽，其人如冒状，勿怪，即是术附并走皮中，逐水气，未得除故耳。

论曰：经谓风寒湿三气杂至，合而为痹，可谓邪之繁也，病之盛也。《金匮》更拈风湿二邪合病，诚补《内经》之未发。盖风伤于卫，湿伤于营，营卫两伤，在表则一身尽疼、发热，内连阳明肌肉，日晡则剧，若流关节，风湿相合而为历节矣。然风湿一证，须分湿多风少，无汗而为表实；风多湿少，脉浮身重，汗出而为表虚。以麻黄杏仁薏苡甘草汤通阳燥湿，而治表实。防己黄芪汤，固膝散邪而治表虚，此乃表证虚实之常也。若骨节疼烦掣痛，不得屈伸，近之痛剧，汗出短气，乃湿阴邪盛，内外阳虚，与前常法不同，以甘草附子汤固护真阳而防阳脱。更有伤寒表未全解，重感风湿，亦因阳微气弱，营卫不充，故以桂枝附子汤行阳胜湿，调中而祛表邪，此与内外阳虚，又不同矣。然风湿发汗，与伤寒发汗亦殊，风性轻扬，湿邪黏滞，但欲微汗则除，不然风去湿存，病变增剧。仲景欲人以营卫阴阳，表里虚实处方，但以四方为立方之法则可，不可以为治风湿之常技也。

暍论三条　方二首

太阳中热者，暍是也。汗出恶寒，身热而渴，白虎加人参汤主之。

此言正暑病也。邪之伤人，无有不从皮毛而入，故曰太阳中热。但汗出恶寒身热，似乎太阳感冒，而太阳风寒必无作渴之理，此无形暑热伤于皮毛，内应于心，心气热而汗出，肺气受伤则恶寒，邪居气分，故身热而渴，即动而得之为中暑。此暑乘肺金，以白虎汤清金养胃，生津止渴，暑自清矣。

白虎加人参汤

知母六两　石膏一斤，碎，绵裹　甘草二两，炙　粳米三合①　人
参三两

上五味，以水一斗，煮米熟汤成，去滓，温服一升，日
三服。

太阳中暍，发热恶寒，身重而疼痛，其脉弦细芤迟，小便
已，洒洒然毛耸，手足逆冷，小有劳，身即热，口开前板齿燥，
若发其汗则恶寒甚，加温针则发热甚，数下之则淋甚。

此暑月阴湿郁遏肌表，外寒里暑合病也。经云，巨阳主气
而先受邪。凡属外感，皆从太阳而入，故曰太阳中暍。此由避
暑纳凉，阴湿外束，暑伏于内，表见发热恶寒，身重疼痛，而
兼湿滞，故脉弦细，或芤迟而虚也。夫小便必得膀胱气化则出，
故小便时而气化下行，皮毛失其护卫，故小便已，洒洒毛耸，
手足逆冷。若小有劳，扰动内暑发越于外，而身即热。盖肾主
骨，齿乃骨之余，暑伤肾水，不能上制心火，烁干口齿，故口
开前板齿燥。夏月阳气疏泄，膀胱气虚受邪，设发其汗，更伤
其阳，则恶寒甚。若温针，反助内暑，故发热甚。而下则伤阴，
阴水耗而小便则淋。此即静而得之，内外合邪，表同外感，当
以辛凉解表，甘寒清里，即后人所用香茹饮之类，不似伤寒而
用甘热发表，故汗下温针在所必戒耳。

太阳中暍，身热疼重，而脉微弱，此以夏月伤冷水，水行
皮中所致也，一物瓜蒂汤主之。

此伤暑之时，非伤暑邪也。太阳气虚则受水邪，阳气抑郁，

---

① 三合：原无，据大成本加。《金匮要略》作"六合"。《伤寒论》同。

身热疼重，而脉微弱，以故汗法难施，惟宜瓜蒂汤涌吐其邪，俾胸中大气一转，膀胱与肺气开泄，通调水湿自从汗便两解，乃精义入神之妙法也。

一物瓜蒂汤方

瓜蒂二十个

上剉，以水一升，煮取五合，去滓，顿服。

论曰：经谓气虚身热，得之伤暑，暑伤于表也。因于暑汗，烦则喘喝，静则多言者，伤于里也。后夏至日为病暑者，时令暑病之常也。本论谓中暍，汗出恶寒，身热而渴者，暑伤元气之正病，以白虎汤益气清金。太阳中暍，发热恶寒，身重疼痛，其脉弦细芤迟者，内暑而兼阴湿之变也。身热疼重而脉微弱，夏月伤水者，乃伤暑之时，非伤暑之邪，以瓜蒂汤，乃病变法亦变矣。故治暑病须合《内经》《金匮》常变之法则备。

霍　乱[①]论五条　方一首

病有霍乱者何？答曰：呕吐而利，名曰霍乱。

此言吐而泻痢，谓之霍乱也。内积痰饮饮食，或挟外邪，内外合邪为病，前人列于《伤寒论》中，今移于此。然霍乱虽因外邪，却在夏末秋初，四时间或有之，实因内蓄积饮伤食而受风寒，肝脾不和，陡然上吐下泻，故为霍乱。下条头疼发热，乃兼表邪也。

问曰：病发热头痛，身疼恶寒，吐利者，此属何病？答曰：此名霍乱，自吐下，又利止，复更发热也。

此言霍乱而带表证也。发热头痛，身疼恶寒者，外感风寒

---

① 霍乱：此节出自《伤寒论》。

表证，风寒乘胃而夹痰饮食积，郁遏正气不得宣行，陡然上吐下泻，谓之霍乱。若吐利已止，复更发热，乃里气和而表邪未解，当从伤寒解表之法。或无表证，但有腹痛吐利，此为小邪入里，当以和里为主。

霍乱，头痛，发热，身疼痛，热多欲饮水者，五苓散主之。寒多不用水者，理中丸主之。五苓散方见痰饮。

此言霍乱须分寒热而治也。头痛发热身疼痛者，风寒伤于表也，外风而挟内热食痰，以致吐利，必欲饮水，当以五苓两解表里，使邪从汗出，里邪即从小便而去。不欲饮水者，寒多无热，胃阳气虚，当以理中丸，温中散寒为主，此以表里寒热，辨证治病，则霍乱一证毕矣。

理中丸

人参 甘草炙 白术 干姜已①上各三两

上四味，捣筛为末，蜜和丸，如鸡子黄大，以沸汤数合和一丸，研碎，温服之，日三夜二。腹中未热益至三四丸，然不及汤，汤法，以四物依两数切，用水八升，煮取三升，去滓，温服一升，日三服。

加减法

若脐上筑②者，肾气动也，去术加桂四两。吐多者，去术加生姜三两。下多者，还用术。悸者，加茯苓二两。渴欲饮水者，加术足前成四两半。腹中痛者，加人参，足前成四两半。寒者，加干姜，足前成四两半。腹满者，去术加附子一枚。服汤后，如食顷，饮热粥一升许，微自汗，勿发揭衣被。

---

① 已：通"以"。
② 筑：敲击，捣。

吐利止而身痛不休者，当消息和解其外，宜桂枝汤小和之。

吐利汗出，发热恶寒，四肢拘急，手足厥冷者，四逆汤主之。方见少阴。

卷三

百　合论九条　方七首

论曰：百合病者，百脉一宗，悉致其病也。意欲食复不能食，尝默默，欲卧不能卧，欲行不能行。饮食或有美时，或有不欲闻食臭时。如寒无寒，如热无热，口苦，小便赤，诸药不能治，得药则剧，吐利如有神灵者，身形如和，其脉微数。每溺时头痛者，六十日乃愈。若溺时头不痛，淅淅然者，四十日愈；若溺时快然，但头眩者，二十日愈。其证或未病而预见，或病四五日而出，或病二十日，或一月后见者，各随证治之。

盖详百脉一宗，悉致其病，乃人身五脏六腑，十二经络，皆致其病。然虽脏腑百脉皆病，终不离乎肺主气，心主血，心营肺卫受邪也。夫营行脉中，卫行脉外，昼日行阳二十五度，夜行阴二十五度，邪气随其营卫，流行经脉脏腑，朝会气口，以故见证不一，为百脉一宗，悉致其病也。若邪气淫于胸中，连及上脘，则意欲食复不能食。走于肝肾，故常默默。传入太阴脾胃，故欲卧不能卧，欲行不能行。邪去于胃，饮食或有美时，壅抑胃气不伸，则不欲闻食臭时。热流于肾，故如寒无寒。虚邪抑郁心包三焦，故如热无热。转于胆腑，则生口苦。流于膀胱，并入小肠，故小便赤。然药入此脏而邪往彼脏，药力不能追病，所以诸药不能治，反伤胃气，得药则剧。胃中营卫之气不和，吐利如有神灵。外无表热，身形如和。脉微数者，数为阴虚，微属气弱，要知邪正气血皆虚，缠绵为病矣。以上诸证，非一日尽现，是数十日移易而见证。若起于肺，遗与膀胱，则子母之气合病。然膀胱之气下达则溺，而溺时邪郁于巅，不能下达，故每溺时头痛。然膀胱太阳属寒水之经，当以地六成之之数定期，则当六日气更转过一脏，应当六十日，终于五脏六腑，故头痛者，六十日愈。若邪气积于肺之皮毛，而溺时通泄肺气，故淅淅然。因肺之经脉而不上头，故溺时头不痛，但洒洒然矣。以地四生金之数应之，四日气更转过一脏，当行四十日，终于五脏六腑，故头不痛而淅淅然者，四十日愈。若邪郁心包，而木火通气，邪并于肝，故作头眩。溺时则小肠之气下通，而心气亦通，故溺时快然。以地二生火之数应期，二日气更转过一经，是当二十日，终于五脏六腑，故快然者二十日愈。若心营①肺卫是动，为未②病而预见，或始起如寒无寒，后见如热无热，故日四五日而出也。若治感冒六淫之病，以汗吐下虚其正气，余邪藏伏营卫之中，故二十日、一月后见病，是当随证治之。

百合病，见于阴者，以阳法救之，见于阳者，以阴法救之，见阳攻阴，复发其汗，此为逆，见阴攻阳，乃复下之，此亦为逆。

此治百合病之要法也。邪正两虚，微邪伏于营卫，邪正流行而病，当分阴阳，以施救治。阴阳者，即心营肺卫之气血也，病见于阴者，邪从阳分传入于阴，必当先清气分之邪，使气邪清而不传于阴，阳气和而旋运，阴邪不能黏滞，则邪解而病自愈，故曰"见于阴者，以阳法救之"。若邪在阳，则阳盛阴虚，

---

① 心营：此二字不清，据和本补。
② 为未：此二字不清，据和本补。

当济其阴，以和其阳，使邪自去而热自退，故曰"见于阳者，以阴法救之"。设不以见阴和阳，见阳和阴，而见阳反攻其阴，复发其汗，见阴反攻其阳，而复下之，逆施倒行，诛伐无过，阴阳尽伤，故为逆也。

百合病，不经吐下发汗，病形如初者，百合地黄汤主之。

此未病而预见之方也。不经吐下发汗而病形如初，乃始起病时，就显如寒无寒，如热无热，是因气血素虚受邪，以随经脉流行脏腑，而现诸证，若拘证治证，则药至此而邪往于彼，必无取效。剡不因吐下发汗而得，是无偏阴偏阳之可责，不必守其经证而治，但和心营肺卫之病源，俟源清则病自退。故用百合味苦气凉入肺，以清气热，生地黄入心，补血而凉血热，同泉水补阴而抑阳，使阴阳和而积热并瘀血自从大便而去，故曰当如漆也。

百合地黄汤

百合七枚　生地黄汁一升

上以水洗百合，浸一宿，当白沫出，取其水，更以泉水二升，煎取一升，去滓，内地黄汁。煎取一升五合，分温再服，中病勿更服，大便当如漆。

百合病，一月不解，变成渴者，百合洗方主之。

此病久不解，变渴之方也。一月不解，邪火偏炽而郁于胃，消耗津液，肺胃热燥，所以变渴。邪气不随营卫流行，痹着胃中，又非百合病之常治矣。病虽在①胃，始终百脉一宗而为治法之纲，故用百合渍水灌洗②皮毛，以清气血统领之帅，而助

---

① 在：此字原残，据大成本改。
② 灌洗：此二字原不清，据和本补。

清肃之令，令遍①行脏腑，俾木火渐平②，诸证自③瘳。食以煮饼④而调养其胃，勿以盐豉，恐其引入血分故也。

上以百合一升，以水一斗，渍之一宿，以洗身，洗已，食煮饼，勿以盐豉也。

百合病，渴不差者，瓜蒌牡蛎散主之。

此用洗方，渴不差而出方也。洗方乃独调肺胃受邪，此母病子亦病，邪连下焦，肾与膀胱气热水亏，因气郁不舒而上热不散，故洗之而渴不差。更用瓜蒌根清肺止渴而生肾水，牡蛎收阴补肾，又泻膀胱之热，俾子母相生，阴长阳消，渴自止矣。

瓜蒌牡蛎散

瓜蒌根　牡蛎熬等分

上为细末，饮服方寸匕，日三服。

百合病，变发热者，百合滑石散主之。

此邪郁肺气为病也。邪滞肺气，壅逆不流，故变发热。方用百合，独清肺气之热，滑石甘凉以利诸窍，使膀胱与肺子母气和，上通下达，便当微利，邪从膀胱而去，热自除矣。

百合滑石散

百合一两，炙　滑石二两

上为散，饮服方寸匕，日三服。当微利者止服，热则除。

百合病，发汗后者，百合知母汤主之。

此下皆指二十日、一月后，见病之方也。先因感冒六淫之

---

① 遍：此字原不清，据和本补。
② 渐平：此二字原不清，据和本补。
③ 自：此字原不清，据和本补。
④ 煮饼：面条一类煮制的面食。

病，发汗而伤肺胃津液，余邪未彻，淫舍营卫之间，故成百合病也。然肺气热而肾水则虚，膀胱之气亦热，故用泉水同百合养阴而清肺热之源，同知母以养肾水而泻膀胱之热，清金生水，肺得通调，膀胱之气得化，病则愈矣。

百合知母汤

百合七枚　知母三两

上先以水洗百合，渍一宿，当白沫出，去其水。更以泉水二升，煎取一升，去滓，别以泉水二升煎知母，取一升，后合煎，取一升五合，分温再服。

百合病，下之后者，滑石代赭汤主之。

此下后变病之方也。下伤肾与膀胱之阴，邪陷膀胱，邪正化而为热，流行脏腑，故致百合病也。此即见于阴者，当以阳法救之之证，故用泉水同百合先清肺气上源之热而生肾水，俾膀胱之热亦清，同百合、代赭镇逆养血而和营卫，以滑石通阳而利诸窍，邪从小便去矣。

滑石代赭汤

百合七枚　滑石三两，碎，绵裹　代赭石如弹丸大，碎，绵裹

上先以水洗百合，浸一宿，当白沫出，去其水。更以泉水二升，煎取一升，别以泉水二升，煎滑石代赭，取一升，后合和重煎，分温服。

百合病，吐之后者，百合鸡子汤主之。

此吐后变病之方也。吐伤胸胃之阳，津液亦伤，微邪以随卫气流行，而成百合病也。故用泉水同百合专清肺气之热，鸡子黄同泉水，清热而补胸膈阳中之阴，俾阴阳和而邪自散，病则解，正谓病发于阳，以阴法救之之证也。

百合鸡子汤

百合七枚　鸡子黄二枚

上先以水洗百合，渍一宿，当白沫出，去其水。更以泉水二升，煎取一升，去滓，内鸡子黄搅匀，煎五分，温服。

狐惑病^①论二条　方三首

狐惑之为病，状如伤寒，默默欲眠，目不得闭，卧起不安。蚀于喉为惑，蚀于阴为狐，不欲饮食，恶闻食臭，其面目乍赤、乍黑、乍白。蚀于上部则声嗄，甘草泻心汤主之。蚀于下部则咽干，苦参汤洗之。蚀于肛者，雄黄熏之。

此湿热致病也。狐惑者，外感风邪，而挟木火相合脾胃之间，风湿相抟，郁蒸为毒，充斥流溢脏腑喉肛，随处郁结，腐化气血为虫，故曰蚀于喉阴上下等处。然风湿相蒸，身表发热，状如伤寒。邪入肝肾则默默欲眠，而肝窍开于目，肝热上壅，目不得闭。邪乘于胃，卧起不安。蚀于喉者，连及心肺，所以为惑，谓热淫如惑乱之气，感而生惑也。蚀于阴者，连于肝肾及肛，所以为狐，谓柔害幽隐，如狐性之阴也。邪气流溢，壅郁于胃不欲饮食，恶闻食臭。盖阳明经脉循面入目，而肝主色，肝风以挟心火，乘入胃间，循经上逆于面，气血不利，或疏或滞，则面目乍赤乍黑乍白。蚀于喉间，连及肺气闭而不通，则声嗄。故用泻心汤之芩、连、半夏，专泻风湿痰热。干姜苦温，散除脾阴之湿，而为向导。以参、术、甘、枣，健脾养胃，使元气不衰，升降之机得转，则邪气得泻。若蚀肾间，阴水不能上供而咽干者，用苦参煎水，外洗里服，以燥阴分之湿，即杀虫去风之义也。或蚀大

张仲景金匮要略

四〇

肠肛门，而用雄黄熏之，亦取驱风燥湿，杀虫解毒之意耳。

甘草泻心汤

甘草四两，炙　黄芩三两　干姜三两　半夏半升　黄连一两　大枣十二枚，擘　人参三两

上七味，以水一斗，煮取六升，去滓，再煎取三升，温服一升，日三服。

苦参汤

苦参一升，以水一斗，煎取七升，去滓，熏洗，日三服。

雄黄一味，为末，筒瓦二枚，合之烧，向肛熏之。

病者脉数，无热微烦，默默但欲卧。初得之，汗出，三四日，目赤如鸠眼，七八日目四眦黑。若能食者，脓已成也。赤豆当归散主之。

此风湿内郁为病，将成狐惑之机也。脉数无热微烦，是表无热而里有热矣，风郁肝肾之气不升，故默默但欲卧，溢心则汗出。然初得之时，邪气还在于上，三四日风热气壅于目，病在气分，则目赤如鸠眼。至七八日，邪气深入营血，壅滞不利，故目四眦黑。若能食者，风湿不乘于胃，乃流于肠，壅逆肠中血气不利，而成肠痈脏毒之类，故谓脓已成。用赤小豆去湿清热，而解毒排脓。当归活血养正，以驱血中之风。浆水属阴，引归、豆入阴，驱邪为使。斯治风湿流于肠胃而设，非狐惑之方也。

赤豆当归散

赤小豆三升，浸令毛①出，曝干　当归十两

上二味，杵为散，浆水服方寸匕，日三服。

---

① 毛：《金匮要略方论》作"芽"。

阳毒方一首阴毒

阳毒之为病，面赤班班①如锦纹，咽喉痛，吐脓血，五日可治，七日不可治，升麻鳖甲汤主之。阴毒之为病，面目青，身痛如被杖，咽喉痛，五日可治，七日不可治，升麻鳖甲汤去雄黄、蜀椒主之。

阳者在天为气，风暑火也。感于人身阳经气分，犹似风伤卫证，未经发散，传至阳明多血多气之腑，羁留日久，壅滞营卫不通，血气大热，机将熟腐，则发阳毒在于肌肉皮肤之间，故面赤班班如锦纹。阳火内逆上冲而咽喉痛，邪热蚀喉侵血，则唾脓血矣。然定五日可治者，五乃土数，而为一候，土气冲和，营卫未至残败，故为可治，若经七日，阴机化灭，阳气独盛，致于自绝，故不可治。方用升麻鳖甲汤之升麻、甘草，皆入阳明气分，升散风热之邪；雄黄以搜肝木诸脏之风，而和中解毒。然阳热过盛，必伤阴血，而发于阳者，当以阴法救之，故用当归、鳖甲，擅走肝经，滋阴活血而宣风郁，即风气通肝，血足风灭之义也。木火通气，风郁于中，势必挟同相火上炎为毒，故以蜀椒分导火热下行纳归其根，风邪则能上行而从汗出解也。阴者，天之杀气，即寒湿燥也。感于人之阴经血脉，犹似寒伤营证，未经发散，邪正相搏，羁留日久，一身营血受伤凝涩不通，旋运之机不转，营血大热，机将熟腐，则肌肉面目皆青，身痛如被杖，而为阴毒。热毒上升，无所发越，冲于咽喉故痛也。至于五日一候，土气冲和，营卫未至伤败，故为可治，若经七日，阳气郁极，阴血残败，不可治矣。然阴毒者，

---

① 班：同"斑"。

非阴寒之阴，即阴血受寒为阴，而血凝不散，故成阴毒，非关气分受风，故去雄黄之燥；不挟相火内炎，故除蜀椒之热；但用升麻甘草，升散阳明血中之毒，当归、鳖甲，养阴宣血和肝，俾微汗出而毒自解矣。后人不解其义，视为阴寒直中变为阴毒，拟用霹雳散、正阳丹，皆是未入仲景藩篱耳。惟元时王安道辨非阴寒直中，可谓言直理正，惜其又云天地恶毒异气，混淆未明，使后人无所措手。近代徐注①亦谓直中阴寒，久而不解为毒。然阴寒直中，顷刻真阳败散而死，岂待久而不解，结成阴毒者乎？若阴毒果属直中阴寒，仲景岂不知驱阴救阳为急，反于升麻鳖甲汤中去雄黄之燥、蜀椒辛热之理哉？试观方后云："服后，老小再服，取汗"，欲泄其毒，此意甚明，若属阳虚阴寒，岂有取汗而反伤其阳？注家不察立言之意，故释鄙语而辨之。

门生施学圊曰：少阴所至为疡疹身热，少阳所至为嚏呕疮疡，乃时令风热化为斑疹，非阳毒也。《金匮》谓面赤斑斑如锦纹者，是感风寒，未经发散，凝滞气血，外伤皮肤肌肉，内渍脏腑营卫气血，生死立判，谓之阳毒，与《内经》不侔②，故予表之。

升麻鳖甲汤

升麻二两　蜀椒一两，炒去汗　雄黄五钱，研　甘草二两　当归一两　鳖甲手指大一片，炙

上六味，以水四升，煮取一升，顿服之，老小再服，取汗。阴毒去蜀椒、雄黄。

---

① 徐注：徐指徐彬。徐彬，清代医学家，字忠可，秀水（今浙江嘉兴）人，著有《金匮要略论注》《伤寒图说》《注许氏伤寒百证歌》等。

② 侔（móu 谋）：相等。

疟论五条　方三首　附方三首

师曰：疟脉自弦，弦数者多热，弦迟者多寒。弦小紧者下之差，弦迟者可温之，弦紧者可发汗、针灸也，浮大者可吐之，弦数者风发也，以饮食消息止之。

此以脉之迟数弦紧而分表里寒热、阴阳虚实，为治疟之纲也。疟乃风寒各半，两伤营卫，邪正相搏，更盛更虚，故显往来寒热，而谓之疟。然风气通于肝，所以疟脉自弦。或见迟数不弦，乃偏暑湿燥火之邪，不因风邪主病。若弦而兼数，乃阴虚阳盛，则多热。弦而兼迟，乃阳虚阴盛，则多寒。弦小紧者，寒实之邪居于里，故下之差。弦迟者，风挟虚阳而寒实，故可温之。弦紧者，寒邪偏多而深居营分，寒凝血实，故可发汗或针灸。浮大者，风邪偏多，卫分主病而浅，风性轻扬上浮，故可吐之。弦数者，风多而助木火，谓之风发，邪乘于胃，消烁津液，热渴烦冤[1]，当以甘寒饮食，而救胃中津液，烦渴则止，即蔗浆梨汁之类，故曰消息止之。

阴气孤绝，阳气独发，则热而少气烦冤，手足热而欲呕，名曰瘅疟，若但热不寒者，邪气内藏于心，外舍分肉之间，令人消烁脱肉。

---

①　冤：通"郁"，郁积。《楚辞·九章·悲回风》："悲回风之摇蕙兮心冤结而内伤。"姜亮夫《屈原赋校注》："冤结，即'宛结''郁结'一声之转。"

此即经谓肺素有热，气盛于身，厥逆上冲，中气实而不外泄，或有所用力，腠理开发，风寒舍于皮肤之内、分肉之间而发，谓之瘅疟。而肺素受热，重感寒邪，内藏于心，心阳益盛，乘克肺阴，为阴气孤绝。邪偏阳火炽盛，为阳气独发。肺受火刑，则少气烦冤，手足热而欲呕。然阳气独发，乃微有洒淅恶寒，则肺热挟并心火齐转，发热如灼，即热多寒少，一九、二八之分，故为瘅疟，即温疟，其脉如平不弦是也。邪气藏心，心阳发病，肺邪不能复心为寒，故但热不寒。邪气外舍分肉之间，所以消烁脱肉。盖疟病乃营卫两受其邪，故显往来寒热，此偏于心肺气分邪多，故但热不寒而脉亦不弦也。

温疟者，其脉如平，身无寒但热，骨节疼烦，时呕，白虎加桂枝汤主之。

此温疟，即前瘅疟而出方也。疟乃营卫受邪，风寒相半，故往来寒热，必见弦脉为常。此偏肺素受热，气盛于身，阴气先绝，阳气独发，邪热偏客于心，不涉风木主病，故脉不弦而平，即《内经》火淫所胜，肺气受克，胜复之疟也。然阳即独发于心，不入阴分，则身亦无寒而但热。阳邪在表，惟有骨节疼烦。心火乘胃，耗干津液，邪火上冲，所以时呕。故用白虎汤养胃生津救肺，加桂枝和营卫而驱偏表之邪，俾金清而生水，以水制火，则疟自愈。

白虎加桂枝汤

知母六两　石膏一斤　甘草二两，炙　粳米二合　桂枝去皮三两

上五味，以水一斗，煮米熟汤成，去滓，温服一升，日三服。

一云：上剉每五钱，水盏半，煎至八分，去滓温服，汗出愈。

疟多寒者，名曰牡疟，蜀漆散主之。

此寒多热少之方也。疟多寒者，如三七、二八之分也，疟发必因卫邪入于营分则寒，营邪出卫则热。此属卫邪多而营邪少，卫邪拒格营邪，不得外出，入卫为热，故寒多而热少。方用蜀漆散和浆水，吐其胸中拒格之邪，则营分之微邪亦随上出，一举两得而荡逐无余。盖蜀漆乃常山苗也，常山善吐，此不用常山而用蜀漆者，取其苗性轻扬，以入重阳之界，引拔其邪，合之龙骨，镇心宁神，蠲除伏气。本草谓云母甘平，属金，主肺，而肺金得补则阴水自生，卫阳之邪不得入阴，反从上出，牡疟愈矣。

蜀漆散

蜀漆洗去腥　云母烧二日夜　龙骨等分

上三味，杵为散，未发前以浆水服半钱匕。温疟加蜀漆半分，临发时服一钱匕。

病疟以月一日发，当以十五日愈，设不差，当月尽解，如其不瘥，当云何？此结为癥瘕，名曰疟母，急治之，宜鳖甲煎丸。

此明疟母而出方也。天之寒邪贼风感人虚经脏腑，营卫两受，更盛更虚，证见往来寒热，故为疟也。然疟邪相搏，必应天地之气，虚实进退转动病机，故月一日发者，发于黑昼月，月廓空时，气之虚也，当俟十五日，一气来复，白昼月月满之时，天气实而人气复，邪气退而病当愈。设不瘥，必候天气再转，故当月尽解。如其不瘥，又当云何？然月自亏而满，阴已进而阳已退。自满而亏，阳已长而阴已消。天地阴阳运动进退，消长已周，病尚不愈，是属营卫已虚，正气不能敌邪外出，故不应天地之气进退消长，邪反羁留，抟聚左右胁下隐僻空处，相依①痰血成形，结为癥瘕，名曰疟母，日久根深，牢不可拔，故曰急治。方用鳖甲煎者，以灶灰浸酒，煮甲如胶，其味咸平，专入肝经血分，养阴而消癥瘕，为君。小柴胡、桂枝合大承气三汤，总去三阳表里未结之邪，为臣。但嫌甘草之缓，枳实破气直下，故去之。人参、白术、阿胶以养气血之正，为佐。然外邪必假痰血结为癥瘕，以四虫合桃仁、半夏消血化痰。凡成癥瘕正气必结，以乌扇、葶苈宣导肺气之结，石苇、瞿麦通利小便，而渗气分之湿，干姜以驱血中之寒，丹皮、紫葳能行血滞而清风化之热，为使。《千金方》去赤硝、鼠妇，加海藻、大戟，咸能软坚，破其坚垒，化水尤善。

鳖甲煎丸

鳖甲十二分，炙　乌扇三分，烧，即射干　黄芩三分　柴胡六分　鼠妇三分，熬　干姜三分　大黄三分　芍药五分　桂枝三分　葶苈一分，熬　石韦三分，去毛　厚朴三分　牡丹五分，去心　瞿麦二分　紫葳三分，即凌霄花　半夏一分　人参一分　䗪虫五分，熬　阿胶三分，炙　蜂窠四分，炙　赤硝十二分　蜣螂六分，熬　桃仁二分

上二十三味，为末，取煅灶下灰一斗，清酒一斛五斗，浸灰，俟酒尽一半，着鳖甲于中，煮令泛烂如胶漆，绞取汁，内诸药，煎为丸，如梧桐子大。空心服七丸，日三服。

论曰：夏伤于暑，热气盛，藏于皮肤之内、肠胃之外，营气②之所舍也，令人汗空疏，腠理开，因得秋气，汗出遇风，及得之以浴，水气舍于皮肤之内，与卫气并居，乃明营分受暑，卫分受风，或挟水寒，而营卫两受其邪，更盛更虚，阴阳相争，

---

① 依：此字原脱，依大成本补。
② 气：此字原不清，据和本补。

故为疟也。然有卫分受风，营分受寒，或卫分受热，营分受湿，皆显往来寒热，但营卫两受其邪，疟病之常，而后人不察经旨，但言上半日属阳分，下半日属阴分，遗其营卫两受于邪之大阴阳，不用营卫二分之药，故治疟病不中式①者多矣。又有先伤于寒而后伤于风，先伤于风而后伤于寒，故先热而后寒、先寒而后热也。有五脏六经之疟，一日发、二日发之疟，《内经》悉备，所以《金匮》不复再陈，仅补脉之弦紧迟数，而辨风寒偏多偏少，证补阴气孤绝之瘅疟，寒多之牡疟，邪结之疟母，乃《内经》未发之旨，故出白虎加桂枝汤、蜀漆散、鳖甲煎丸，欲人观其立方之意，即偏多偏少、偏寒偏热与阴阳平半等疟，即能触处成方矣。

附《外台秘要》三方

牡蛎汤，治牡疟。

牡疟，即仲景谓疟多寒者是也。因卫邪多而拒格营之微邪不出，所以寒多热少，故以牡蛎收阴养正而截疟，甘草和中，以麻黄取汗通阳，而驱营分之邪，蜀漆以吐上焦卫分之热，深得仲景之意，故附录参考。

牡蛎四两　麻黄四两，去节　甘草二两　蜀漆三两

上四味，以水八升，先煮蜀漆、麻黄，去上沫，得六升。内诸药，煮取二升，温服一升。若吐，则勿更服。

柴胡去半夏加瓜蒌根汤，治疟病发渴者，亦治劳疟。

小柴胡汤，阴阳表里两解之方也。疟乃营卫风寒两受之证，故用之而为两解。余谓方中加芎、归，以驱营分之邪尤妙。若疟病发渴者，木火乘于胃中，消耗津液，故去半夏之燥，加瓜

---

① 中式：符合规格。

蒌根，清热生津止渴，则营卫和而疟自愈。劳疟必因扰动营卫不和所致，以此和之，故亦治也。

柴胡八两　人参　黄芩　甘草各三两　瓜蒌根四两　生姜二两　大枣十二枚

上七味，以水一斗二升，煮取六升，去滓，再煎取三升，温服一升，日二服。

柴胡桂姜汤，治疟寒多微有热，或但寒不热，服一剂如神。

寒多微有热，亦三七、二八之分也。卫邪入营则寒，营邪相随卫气行阳则热，此卫邪多而营邪少，卫实拒格，营中微邪不能外出与卫气相争为热，故寒多微有热。若卫邪过盛，营邪全不能出，但寒不热耳。方用柴胡、桂枝、甘草以驱卫分之邪，黄芩、半夏、瓜蒌根清热化痰而和里气，干姜温散营血之微寒，牡蛎以破坚垒而益真阴。俾汗出则卫邪自去，疟病顿除，故服一剂如神。

柴胡半斤　桂枝三两，去皮　干姜二两　瓜蒌根四两　黄芩三两　甘草二两，炙　牡蛎二两，熬

上七味，以水一升，煮取六升，去滓，再煎取三升，温服一升，日三服，初服微烦，复服汗出便愈。

卷五

中　风　论三条　方三首　附方三首

夫风之为病，当半身不遂，或但臂不遂者，此为痹。脉微而数，中风使然。

此分中风与痹也。风之为病，非伤于气即侵于血，故当半身不遂。但臂不遂者，邪气入于肢节之间，故为痹。痹者，邪气闭塞经隧，气血不通，较之中风则又轻也。然脉微为阳气微而受风，数则风邪化而为热，此气血虚而风客，故脉微而数，为中风使然，盖微数之脉，是血虚风热之实，若见浮缓则为阳弱虚风矣。

寸口脉浮而紧，紧则为寒，浮则为虚，寒虚相搏，邪在皮肤，浮者血虚，络脉空虚，贼邪不泻，或左或右，邪气反缓，正气即急，正气引邪，喎僻不遂。邪在于络，肌肤不仁。邪在于经，即重不胜，邪入于腑，即不识人。邪入于脏，舌即难言，口吐涎。

此营血素虚，寒风入中也。风中于表，则脉浮，冬时寒风中血，故寸口脉浮而紧。然寒风初入营血，故见脉紧为寒，久则风化为热，则缓而不紧矣。血虚受风，谓浮则为虚，内挟于寒，故曰虚寒相搏，邪在皮肤，言始中之浅也。血虚不能充满经络，为络脉空虚，正气不能送邪外出，所以贼邪不泻。贼邪者，即从所不胜来者之风也，或左血右气之中，贼邪缠绵不散，而反为缓，正气日衰，故为即急。正气虚处引邪而进，闭塞经络，营卫不利，则为喎僻不遂，喎僻者，邪犯阳明、少阳经络，口眼歪斜是也，不遂者，半身手足不用也。周身之络，皆在肌肉皮肤之间，风邪痹于络脉，气血不行，则为不仁。羁持经气不能周行通畅，则重不胜，邪入于腑，堵塞胸间，神机不能出入鉴照，则不识人。入于五脏，并凑于心，脏真不能溉灌于舌，舌即难言，风乘于胃，胃热则缓，脏气不摄，廉泉开而涎沫出矣。

寸口脉迟而缓，迟则为寒，缓则为虚。荣缓则为亡血，卫缓则为中风。邪气入经，则身痒而瘾疹。心气不足，邪气入中，则胸满而短气。

此卫阳气虚而招风中也。寸口脉迟者，真阳气虚，阴寒气盛，故曰迟则为寒。正气虚而受风，脉则缓而不紧，故曰缓则为虚。然缓有二辨，若见亡血，为缓在内，气虚不摄，则内病亡血。若见中风，为缓在外，乃阳虚卫弱而招风中。若营卫未致大虚，邪气不能内入，持于经络，风血相抟，风邪主病，则发身痒瘾疹，邪机外出之征，即风强而为瘾疹是矣。若心气不足，正不御邪，进而扰乱于胸，大气不转，津液化为痰涎，则胸满短气，是心肺中风为病也。盖贼风内入，最怕入心乘胃，而成死证，所以本论垂此二篇妙义，则思过半矣。

论曰：经谓四时风之为病，或为寒热，或为热中，或为寒中，或为疠风，偏枯脑风，目风内风，漏风首风，肠风泄风，五脏六腑之风者，盖因风性善行数变，无所不至也，或腠理开则洒然寒，闭则热而闷，寒衰食饮，热消肌肉，怢栗①寒热，目黄泣出，而为大纲，须以《灵》《素》《金匮》，互明脉证常

---

① 怢（tū突）栗：病状名。指振寒战栗。《素问·风论》："故使人怢栗而不能食。"

变之法，使人触类旁通治病，则妙用无穷。夫脉微而数，为风脉之正。浮紧迟缓，为风脉之变，浮为血虚风入之正，紧为血虚风入之变，迟乃真阳不足之正，缓为卫气不充之变。然半身不遂，为中风之正，但臂不遂，为中风之变。曰皮肤络脉左右缓急，㖞僻不遂，皮肤不仁，即重不胜，即不识人，舌即难言，口吐涎沫，身痒瘾疹，胸满短气诸证者，是欲后人悟明表里阴阳，脏腑气血营卫，虚实寒热，标本常变诸法，而治中风则信手拈来，头头是道矣。

侯氏黑散方，治大风四肢烦重，心中恶寒不足者。《外台》治风癫。

直侵肌肉脏腑，故为大风。邪困于脾，则四肢烦重。阳气虚而风未化热，则心中恶寒不足。故用参、术、茯苓健脾安土，同干姜温中补气，以菊花、防风能驱表里之风，芎、归宣血养血为助，桂枝导引诸药而开痹着，以矾石化痰除湿，牡蛎收阴养正，桔梗开提邪气，而使大气得转，风邪得去，黄芩专清风化之热，细辛祛风，而通心肾之气相交，以导引群药至周身经络为使也。

侯氏黑散

菊花四十分　白术十分　防风十分　桔梗八分　黄芩五分　细辛三分　干姜三分　人参三分　茯苓三分　当归三分　川芎三分　牡蛎三分　矾石三分　桂枝三分

上十四味，杵为散，酒服方寸匕，日一服。初服二十日，温酒调服，禁一切鱼肉、大蒜，常宜冷食，六十日止。即药积在腹中不下也，热食即下矣，冷食自能助药力。

风引汤，除热瘫痫。治大人风引、少小惊痫瘈疭，日数十发，医所不疗。除热方《外台》。

热风而乘血虚中入，邪正相搏，木火互征，风化为热，则心热炽盛，血脉痹着，故成热瘫痫也。是以大黄下彻心脾之热，龙牡收摄心肾相交，牡蛎同寒水石济水之主而镇阳光，赤白二脂、紫石英，以养心脾之正，石膏专清风化之热，滑石以利窍通阳，桂枝、甘草和营卫而驱风外出。然以大黄、石膏、牡蛎、寒水石诸寒药为君者，因时令热风之制，恐寒凉太过，致伤胃气，故用干姜温中为佐。巢氏治脚气，因其药性下达，龙牡收镇心肾故也。

风引汤

大黄四两　干姜四两　龙骨四两　牡蛎二两　桂枝三两　甘草二两　寒水石　滑石　赤石脂　白石脂　紫石英　石膏各六两

上十二味，杵，粗筛，以苇囊盛之。取三指，撮井花水三升，煮三沸，温服一升。巢氏云脚气宜风引汤。

防己地黄汤，治病如狂状妄行，独语不休，无寒热，其脉浮。头风摩散。

头风应宜别论，原文不便分出，故连注也。盖热风邪入于心，风火相搏，神识躁乱不宁，故如狂状妄行。而心主语，风火炽盛于心，独语不休，经谓心风焦绝，善怒嚇是也。风邪入内，表无寒热，但脉浮耳。此少阴时令，感冒风火入心，是为温热病之制，非治中风之方，乃编书者误入。然中风证，非四肢不收，即㖞僻半身不遂，何能得其狂状妄行，读者详之。因心经血虚火盛受风，故用生地凉血养血为君，乃取血足风灭之义，甘草以和营卫，防风、防己驱风而使外出也。头风用摩散者，乃寒风入于经络，故用附子味辛大热，摩其患处而散寒，盐能引入血分祛邪故也。

防己地黄汤

防己一分　甘草一分　桂枝三分　防风三分

上四味，以酒一杯，浸之一宿，绞取汁。生地黄二斤㕮咀，蒸之如斗米饭久，以铜器盛其汁，更绞地黄汁，和分再服。

头风摩散

大附子一枚，炮　盐等分

上二味为散，沐了，以方寸匕，以摩疾上，令药力行。

附　方

古今录验续命汤，治中风痱，身体不能自收持，口不能言，冒昧不知痛处，或拘急不得转侧。

《灵枢》云：痱之为病，身无痛者，四肢不收，智乱不甚，其言微，甚则不能言，不可治。故后人仿此而出方也。风邪入于脏腑，营卫经络皆痹，则身体不能自收持，口不能言。痹着营卫，所以冒昧不知痛处。然风气通肝，肝之经络受邪，在外则拘急不能转侧，故用麻黄汤通阳，使邪从表而出。然痱因气血大亏所致，故以干姜、芎、归、人参温补气血为本，加石膏辛甘，能散风化之热。但邪机内向而无汗者，故用麻黄开腠散邪。若自汗者，当易桂枝汤，加诸药则善。

麻黄三两　桂枝三两　杏仁四十粒　甘草三两　干姜三两　石膏三两　川芎一两五钱　当归三两　人参三两

上九味，以水一斗，煮取四升，温服一升，当小汗，薄覆脊，凭几坐，汗出则愈，不汗更服，无所禁，勿当风。并治但伏不得卧，咳逆上气，面目浮肿。

千金三黄汤，治中风手足拘急，百节疼痛，烦热心乱，恶寒，经日不欲饮食。

肝主筋节，邪在肌表，筋节应之，手足拘急，百节疼痛。肝风乘心则烦热心乱，然心虚则热收于内，外反恶寒矣。木邪横格，胃气不伸，经日不欲饮食。此邪尚在三阳经络，故用麻黄开腠通阳，恐其虚风不任麻黄发散，以黄芪制之。独活、细辛以疏心肾之气相交，邪即外出。黄芩专清风化之热也。

麻黄五分　独活四分　细辛二分　黄芪二分　黄芩三分

上五味，以水六升，煮取二升，分温三服。一服小汗，二服大汗。心热加大黄二分，腹满加枳实一枚，气逆加人参三分，悸加牡蛎三分，渴加瓜蒌根三分，先有寒加附子一枚。

近效方术附汤，治风虚头重眩苦极，不知食味，暖肌补中，益精气。

脾肾气虚，招风中入，风气通肝，乘于脾胃，中气虚而不能主持，风为掉眩，故头重眩苦极。胃气不伸，则不知食味。然阳虚则肌肉不温，所以附子补阳而生脾土，甘、术健脾温胃，所谓暖肌补中，即是益精气也。

白术一两　附子一枚半，炮，去皮　甘草一两，炙

上三味，剉，每五钱匕，姜五片，枣一枚，水盏半，煎七分，去滓温服。

千金方越婢加术汤，治肉极热，则身体津脱，腠理开，汗大泄，厉风气，下焦脚弱。

风入于胃，风湿相蒸，则肉极热，故腠理开，津液外越，则汗大泄，为身体津脱。而阳明胃腑，营卫之源，多血多气之经，贼邪壅遏于胃，热蒸营卫，则肌肉腐烂而为厉风。下焦脚弱者，亦属阳明气虚风湿所致，故用甘、术、姜、枣，补胃而行营卫，麻黄轻浮，以彻风气从表而出，虽汗大泄而为表虚，得白术、石膏，清散阳明风热，俾邪去，汗不泄矣。

麻黄六两　石膏半斤　甘草二两　生姜二两　白术四两　大枣十
五枚

上六味，以水六升，先煎麻黄，去上沫，内诸药，煎取三
升，分温三服。恶风加附子一枚。

历　节 论七条　方二首

寸口脉沉而弱，沉即主骨，弱即主筋，沉则为肾，弱即为
肝，汗出入水中，如水伤心，历节痛，黄汗出，故曰历节。

此肝肾虚而伤水，病历节黄汗之因也。经以两手寸关尺皆
为寸口，此寸口者即两手脉沉而弱也，沉为肾气不足而主骨，
弱为肝血虚而主筋，然肝肾气血不足，则寸口脉沉而弱。肝肾
虚而①汗出入水，水湿伤而流于关节筋骨之间，为邪在表，则
病历节而不病黄汗，或内入伤营，为入水伤心，则病黄汗矣。
然伤邪虽一，病分表里不同，此总结为历节黄汗出，故又曰历
节也。盖观下文，是非尽属外邪所致，或饮酒内湿，或汗出当
风，风寒湿内外相合成痹，妙义无穷，读者详之。

味酸则伤筋，筋伤则缓，名曰泄。咸则伤骨，骨伤则痿，
名曰枯。枯泄相抟，名曰断泄。营气不通，卫不独行，营卫俱
微，三焦无所御，四属断绝，身体羸瘦，独足肿大，黄汗出，
胫冷，假令发热，便为历节也。

此互前条饮食内伤肝肾，即同虚劳，若受外邪，则为历节、
黄汗之证也。经云：谨和五味，骨正筋柔，血气以流，腠理以
密。此因五味不调，味过于酸则伤肝，肝主筋，而肝伤则筋亦
伤，筋伤则纵缓不收，血亦不敛，故名曰泄。味过于咸则伤肾，

---

① 肝肾虚而：此四字原模糊，据和本补。

肾主骨，而肾伤则骨亦伤，骨伤则髓不满，痿弱内干，故名曰枯。若受外邪袭于营血，则精血不流，所以为断。湿热伤肝，消耗精血，而为泄。筋缓精枯，故谓枯泄相抟，名为断泄。但营卫本相依附而行，邪侵营血，血涩凝滞，卫不独行，营卫不长，以致俱微，三焦而无所御，御者，统也，乃阴阳营卫皆不统溢于四肢，故曰四属断绝。而邪热内蒸，消耗气血肌肉，外显身体羸瘦，风湿下流，气血壅滞，独足肿大矣。若黄汗出，胫冷者，乃外水伤于营血，则为黄汗，若发热者，邪居关节之表，乃病历节而不病黄汗也。

趺阳脉浮而滑，滑则谷气实，浮则汗自出。

此诊趺阳则知胃家内湿招风为病也。趺阳脉浮，浮为风邪入胃，滑属水谷为病，此显脉浮而滑者，乃素积酒谷，湿热招风，为谷气实。然内湿外风相蒸，风热外越，津液随之，故汗自出也。

少阴脉浮而弱，弱则血不足，浮则为风，风血相搏，即疼痛如掣。

此少阴乃指左寸心脉也。心主血，而脉弱则为血不足，浮则为风，血虚风客，痹着经隧，风血相搏，故疼痛如掣，即经风气胜者，为行痹是也。

盛人脉涩小，短气自汗出，历节疼不可屈伸，此皆饮酒汗出当风所致。

此内湿外风，表里合病也。体盛之人，脉应盛而反涩小，即知正虚湿盛之故。因素积酒谷湿热，热蒸腠理开而招风内袭，挟痰痹着胸间，则为短气。风邪入胃，内湿合蒸，则自汗出。然表风连胃，内湿应经，风湿交合于关节之间，故历节疼，不可屈伸。此饮酒汗出当风，内外合邪所致病也。

诸肢节疼痛，身体尪羸，脚肿如脱，头眩短气，温温欲吐，桂枝芍药知母汤主之。

此久痹而出方也。肢节疼痛，邪气痹于骨节表里之间，而脾主肌肉，胃为表里，胃受痹邪，脾气亦不充于肌肉，故身体尪羸。风湿下流，脚肿如脱，上行则头眩短气，扰胃则温温欲吐，乃脾胃肝肾俱虚，足三阴表里皆痹，难拘一经主治。故用桂枝、芍药、甘、术调和营卫，充益五脏之元，麻黄、防风、生姜，开腠行痹，而驱风外出，知母保肺清金以使治节，经谓风寒湿三气合而为痹，以附子行阳，燥湿除寒为佐也。

桂枝芍药知母汤

桂枝四两　芍药三两　甘草二两　麻黄二两　生姜五两　白术四两　知母四两　防风四两　附子二两，炮

上九味，以水七升，煮取二升，温服七合，日三服。

病历节，不可屈伸疼痛，乌头汤主之。

此寒湿历节之方也。经谓风寒湿三气合而为痹，此风少寒湿居多，痹于筋脉关节肌肉之间，以故不可屈伸疼痛，即寒气胜者，为痛痹是也。所以麻黄通阳，出汗散邪而开痹着，乌头驱寒而燥风湿，芍药收阴之正，以蜜润燥兼制乌头之毒，黄芪、甘草固表培中，使痹着开而病自愈。谓治脚气疼痛者，亦风寒湿邪所致也。

乌头汤，亦治脚气疼痛，不可屈伸。

麻黄三两　芍药三两　黄芪三两　甘草三两，炙　乌头五枚，㕮咀，以蜜二升煎取一升，即出乌头

上五味㕮咀，四味以水三升，煮取一升，去滓，内蜜煎中更煎之，服七合。不知，更服之。

论曰：经云风寒湿三气杂至合而为痹，谓痹之本也；又风

胜为行痹，寒胜为痛痹，湿胜为着痹者，乃痹证之三大纲也。经有五脏六腑之痹，有脉痹、皮痹、筋痹、肌痹、骨痹。《灵枢》有上下移徙，随脉左右相应，各在其处，更发更止，更居更起，以右应左，以左应右，为众痹；有在血脉之中，随脉以上，随脉以下，不能左右，各当其所，真气不能周，而为周痹。此皆外邪致病之常也。《金匮》补示饮食内伤脾胃心肺肝肾致病，名曰历节，然出脉证，皆因饮酒湿壅内热，而招外邪合病，谓饮酒汗出当风所致，即邪之所凑，其气必虚是矣。然或外风而合内湿，内风而招外湿，外寒而合内湿，内热而招外湿，此等关头，不可不晓。又当分别风寒湿气，偏多偏少，而处发表温中、行阳补虚散邪之法，故治此当与《灵》《素》《金匮》合看则备，若泛用成方，则非良工所为之事也。

矾石汤，治脚气冲心。

夫脚气一证，仲景不出专论，但附一方。观其汤下云：治脚气冲心。然脚气因风湿、寒湿、湿热所致，经云：伤于湿者下先受之。阴病者，下行极而上，因上中二焦之气先虚，脾湿下流，相招外邪，互蒸成热，上冲于心，即地气加天之谓也。故用矾石味酸性温，煎汤淋洗，善能收湿澄浊，清热解毒，然湿从下受，当使下渗而去，则不冲心矣。

矾石二两

上一味，以浆水一斗五升，煎三五沸，浸脚良。

附　方

崔氏八味丸，治脚气上入，少腹不仁。

少腹乃属肝肾之地，肾中元阳气虚，胃关不利，阴湿上逆，以挟肾中寒湿，痹着少腹，故致不仁，而与湿热冲心者大殊。用六味丸固摄真阴，使不上逆，桂附行阳以利机关，逐湿开痹，俾真气渐充，少腹松软，而病自退矣。

　　干熟地八两　山茱萸四两　薯蓣四两　泽泻三两　茯苓三两　牡丹皮三两　桂枝一两　附子一两

　　上八味，末之，炼蜜和丸，梧子大，酒下十五丸，日再服。

卷六

血　痹 <small>论二条　方一首</small>

问曰：血痹病，从何得之？师曰：夫尊荣人，骨弱肌肤盛，重因疲劳汗出，卧不时动摇，加被微风，遂得之，但以脉自微涩在寸口，关上微，尺中小紧，宜针引阳气，令脉和紧去则愈。

此辨血痹之由而示针法也。《灵枢》曰：病在阴者命曰痹。此风邪痹着于营，故为血痹。盖大①尊荣人，膏梁之体，素习安闲，不劳筋骨，瞀力不出，为骨弱肌肤盛而气弱阴强，重因疲劳伤力，或房劳汗出，卫气疏怯，或卧露体躯，卫虚行阴失护，风邪乘入，谓卧不时动摇。加被微风得之，如漏肩风之类，乃邪入于血也。但气虚则脉微，血痹则脉涩，气虚血痹，故微涩之脉见于寸口。关上微者，乃阳气微而不入于阴，阴邪居下，所以脉见尺中小紧，乃邪痹营而不痹于卫也。故宜针引阳气入阴，阴得阳和，俾痹着通而脉和紧去则愈。

血痹，阴阳俱微，寸口关上微，尺中小紧，外证身体不仁，如风痹状，黄芪桂枝五物汤主之。

此血痹脉证而兼出方也。血痹，乃阴阳营卫俱微，邪入血分而成血痹。中上二焦阳微，所以寸口关上脉亦见微。微邪下连营血主病，故尺中小紧，是因气虚受邪而成血痹。然因血痹则气不独行于周身，故外证则身体不仁，如风痹状，经谓卧出而风吹之，血凝于肤者为痹是也。用桂、芍、姜、枣调和营卫

---

① 大：疑为"夫"之误。

而宣阳气，虽然邪痹于血，实因表阳失护而受邪致痹，故以黄芪补其卫外之阳，阴阳平补，俾微邪去而痹自开矣。

黄芪桂枝五物汤

黄芪三两　芍药三两　桂枝三两　生姜六两　大枣十二枚

上五味，以水六升，煮取二升，温服七合，日三服。

虚　劳论十六首　方七首　附方二首

夫男子平人，脉大为劳，极虚亦为劳。

此概言男子虚劳之脉也。谓男子无外感六淫之病而为平人，劳者，由劳伤气血，内损所致之病。然劳有气血之辨，若偏劳于气，则元气不摄，气乱化火而脉大。或劳营血，故脉空虚而极虚矣。然脉大与极虚①乃言阴阳气血虚之两大法门，后出芤迟动微紧脉，是互五脏气血虚实寒热之谓也。

男子面色薄者，主渴及亡血，卒喘悸，脉浮者，里虚也。

此观气色而互脉证也。色乃神之旗，营卫之标，若面色薄者，是白而娇嫩无神，乃气虚不统营血于面也。然阴血虚而阳气则盛，虚火上僭②，津液不充则渴，气伤而不摄血则亡血，虚阳上逆冲肺卒喘，心营虚而真气不敛则悸，血虚则脉浮矣，由脏腑精血不足所致，故为里虚。

男子脉虚沉弦，无寒热，短气里急，小便不利，面色白，时目瞑，兼衄，少腹满，此为劳使之然。

此虚劳偏于阴也。虚劳之脉，毋论浮沉迟数，必现虚而无力，故冠虚字为首，下出芤迟动微紧，乃以心肺肝脾肾，阴阳

① 与极虚：原不清，据和本补。

② 僭（jiàn 见）：同"僭"。

寒热之分耳。然血虚则脉虚，气郁化火，热收于内，则脉沉弦，是属阴虚，而概以阴血虚而言之，谓脉虚沉弦也。阴火内郁，外无寒热，但逆上冲而刑肺金则短气，冲脉受伤则里急，然冲脉逆，则膀胱气化亦逆，故小便不利。营气不充，面色白而无神矣。肝肾虚火陷于内，故目瞑，目瞑者，乃内火炽旺而羞外明。上冲清道，血热妄行则衄。肝肾虚而元阳亦损，肾枢不得开合，故小腹满。此皆劳精气所致，为劳使之然。

劳之为病，其脉浮大，手足烦，春夏剧，秋冬瘥，阴寒精自出，痠削不能行。

第一条，脉大为劳，概言虚也，此加浮字，□拈阴虚阳焰之脉也。盖手心劳宫穴，属心包络经相火所司，足心涌泉穴属足少阴肾经，而肾为精血之主，若劳之为病，精血必虚，阴精虚而心相炽盛，故脉浮大。火热临脾，浮越四肢，则手足烦。在于春夏木火炽旺，金水衰而不能制火，值天盛阳助吾身阳，阳气愈盛，故病剧。秋冬金水相生，阴长阳消，值天盛阴助吾身阴，阴盛制阳，病故瘥也。阴虚者，龙雷之火浮越于上，而无摄阴之能，反为摄阴之害，上热下虚，阴精不交自泄，所谓阴寒精自出，实非真寒为病。骨髓虚惫，则痠削不能行矣。

男子脉浮弱而涩，为无子，精气清冷。

此以脉断无子也。男精女血，盛而成胎，然精盛脉亦当盛，若浮弱而涩者，浮乃阴虚，弱为真阳不足，涩为精衰，阴阳精气皆为不足，故为精气清冷，则知不能成胎，谓无子也。盖有生而不育者，亦是精气清冷所致，乏嗣者，可不知之而守养精气者乎。

夫失精家，少腹弦急，阴头寒，目眩发落，脉极虚芤迟，为清谷亡血失精。脉得诸芤动微紧，男子失精，女子梦交，桂枝龙骨牡蛎汤主之。

此营卫阴阳不足，虚劳脉证，以从中气而治也。劳伤心气，火浮不敛则为心肾不交，上热下寒，火不摄水，精孤于下，不交自泄，故病失精或精虚。心相内浮，摄精而出，亦成梦交。然阳泛于上，阴气下凝，少腹弦急而阴头寒。相火内动于肝则目眩，水虚火盛则头发落，营虚不充于脉，故脉极虚而芤，此劳于精血所致也，若劳阳虚脉则迟矣。然亡血失精，是有心相二火之别，若伤心阳不振而失精者，其脉必迟，或真阳不充，脾胃气弱，则脉迟而便清谷矣。芤动微紧者，乃以阴阳气血虚实之偏而总言也。但芤动偏损于阴虚，阴虚则阳盛，微紧偏损于阳虚，阳虚则阴盛。故阴虚者，心相炽盛，神明不安而失精梦交；阳虚者，心相气衰，神不收持，亦为失精梦交。此概言男子失精，女子梦交者，而有伤心伤肾之分也。设非调营卫而生精血，何以填补虚劳之体？故用桂枝汤调营卫而生精血，加龙骨镇心安神而摄肾水，以牡蛎养肾涩精而制心火，俾心肾相交，则阴虚者得补，阳虚者得敛，失精梦交，庶可得瘳。若中焦阳虚不摄而失精者，或以天雄散主之可也。

桂枝加龙骨牡蛎汤 《小品》云虚弱浮热汗出者，除桂加白微①附子各三分，故曰二加龙骨汤。

桂枝三两　芍药三两　生姜三两　甘草二两　大枣十二枚　龙骨三两　牡蛎三两

上七味，以水七升，煮取三升，分温三服。

天 雄 散

天雄三两, 炮　白术八两　桂枝六两　龙骨三两

---

①　白微：现作"白薇"。下同。

上四味，杵为散，酒服半钱匕，日三服。不知，稍增之。

男子平人，脉虚弱细微者，喜盗汗也。

此明阴阳虚而皆致盗汗也。男子平人，脉见虚弱细微者，外虽无病，内之营卫气血必虚，而脉虚者，营虚也，营虚，夜卧则卫入于阴，扰乱阴血，反越于外，故盗汗出也。弱主阳衰，虚阳陷入阴中，阴阳相搏，皮毛失护，阴不内守，则盗汗也。细为气血皆虚，血虚阳陷，气虚不敛，阴窜不守，故盗汗也。微为阳弱，阳虚不摄，虚阳扰动于阴，阴不内守，故盗汗也。此概言四脉，推及阴虚而阳亦虚，故盗汗出，非止阴虚之一端耳。

人年五六十，其病脉大者，痹侠①背行，若肠鸣，马刀侠瘿者，皆为劳得之。

此因阴虚而阳气痹也。经云：年五十体重，耳目不聪明；年六十阴痿，气大衰。此谓人年五六十脉大者，乃营卫皆衰，更益过节劳顿，则精血不足而痹，卫不独行，虚阳上浮，则脉大。营卫不充于躯壳，相循背之经隧，曰痹侠背行。然背外属太阳经脉所注，背里属少阴精血所流，而阳气不升于背，阴精亦不注于脊，以致气血两痹，必成背寒、背痛、背疮之类也。若劳足太阴阳明，肠胃真气不充则为肠鸣。或劳少阳厥阴，气郁化火，阴血痹滞，则为马刀侠瘿，即瘰疬之类。此皆劳伤营卫所致，为劳得之。

脉沉小迟，名脱气，其人疾行则喘喝，当作急字，手足逆寒，腹满，甚则溏泄，食不消化也。

此劳脾肾之阳为病也。真阳衰惫，所以脉沉小迟，阳虚则

---

① 侠：通“夹”。《正字通·人部》：“侠，旁也，立也。与夹通。”

气亦虚，故名脱气。盖阳根于肾，而阴盛阳虚不能归纳肾间，所以疾行则扰动虚阳上浮而喘急。阳虚则脾胃四肢不温，故手足逆寒。脾失健运，腹满溏泄，而食不消化也。

脉弦而大，弦则为减，大则为芤，减则为寒，芤则为虚，虚寒相抟，此名为革。妇人则半产漏下，男子则亡血失精。

此以革脉发明木盛胃虚失血也。寸口主肺，肺金气虚则木盛，木盛则脉弦，血虚则火旺，火旺则脉大。但弦属阴木气盛，木胜则胃阳气减，谓弦则为减；大属阳火盛而阴血虚，谓大则为芤。然胃气虚而为减，气减所以为寒，斯非真寒，即狂阳不治之谓也。失血脉芤，谓芤则为虚。然以芤虚弦减合而言之，为虚寒相抟，名之曰革，革者如按鼓皮，乃取改革不常之义。是主木火盛，而胃气虚，然木盛胃虚，不能统血于诸经，故在妇人得之，为中虚不能摄血荫胎，则主半产漏下；男子得之，为土虚不能摄血摄精，则主亡血失精也。

虚劳里急，悸，衄，腹中痛，梦失精，四肢痠疼，手足烦热，咽干口燥，小建中汤主之。

此营卫两济之方也。虚劳病非伤先天阴阳，即伤后天营卫，若伤后天中气，则营卫不充于五脏，脏腑无赖，精血渐衰，则脏腑各自为病，显证百出也。因营血不灌于冲脉，则逆气里急。肾阴不能既济，心包火气内动，则悸衄。肝脾不和则腹中痛。相火妄动，扰于阴中，则梦失精。营气不充于四肢，则四肢痠疼，手足烦热。胃津不输于上，则咽干口燥。此因中气不充，故显以上诸证，所以建中汤之桂枝行阳，芍药收阴，一阴一阳，和调营卫。以甘草、胶饴，一阴一阳，补和营卫，姜、枣一阴一阳，宣通营卫，俾营卫冲和，溉灌脏腑，而脏腑受济，则诸虚恢复也。盖营卫阴阳两建之方，欲补其血，则加归、芍之类。

欲补其气，则加参、芪、甘、术之类。欲补其阴，则加地黄、知柏之类。欲补其阳，则加桂、附之类。以此类推，变化无穷矣。

小建中汤

桂枝三两，去皮　甘草三两，炙　大枣十二枚　芍药六两　生姜三两　胶饴一升

上六味，以水七升，煮取三升，去滓，内胶饴，更上微火消解，温服一升，日三服。

附录《千金》用小建中汤方注证，以见此方之妙。

《千金》疗男女积冷气滞，或大病后不复常，苦四肢沉重，骨肉痠疼，吸吸少气，行动喘乏，胸满气急，腹背强痛，心中虚悸，咽干唇燥，面体少色，或饮食无味，胁肋腹胀，头重不举，多卧少起，甚者积年，轻者百日，渐致瘦弱，五脏气竭，则难可复常，六脉俱不足，虚寒乏气，少腹拘急，羸瘠百病，名曰黄芪建中汤，又有人参二两。

虚劳里急，诸不足，黄芪建中汤主之。

此胃中营卫不济于五脏现证也。虽云诸不足，观其立方之意，诚偏脾肺肾气虚损所致。脾胃气弱，不生于肺，气反上逆而为里急，故以建中汤加黄芪甘味之药调之，俾脾元健运，营卫溉灌于肺，里气不急，诸虚自富也。若痰气阻遏，短气胸满，加生姜宣润胸中之气。腹满者，加茯苓导湿下行。肺虚痰气壅逆者，加半夏涤痰镇逆。而五脏见证，以此加减出入，则神妙在我，或火气内郁，暂除桂枝可也。

黄芪建中汤

于小建中汤内加黄芪一两半，气短胸满者加生姜，腹满者

去枣加茯苓一两半，及疗肺虚损不足，补气，加半夏三两。

虚劳腰痛，少腹拘急，小便不利者，八味肾气丸主之。方见妇人杂病中。

此劳肾中真阳之方也。肾气受伤，精气痹着不宣，腰痛而少腹拘急，阴痹阳郁，开阖之机不转，则小便不利。故用六味丸滋起真阴，桂附壮火通阳，阴阳相合，开阖有权，肾经诸病悉愈。

虚劳诸不足，风气百疾，薯蓣丸主之。

此治肝虚致病之方也。诸不足者，因肝脏血虚，木盛生风，乘吸胃中津液，以致营卫不生，五脏皆虚，故为诸不足、风气百疾。所以四君、四物平补肝脾气血。麦冬、阿胶以养肺肾之阴，兼驱伏风，姜枣宣行营卫，桔梗、杏仁开提肺郁，使治节有权，则风木得平，桂枝、防风行阳化郁，使肝气上升而不凌土，以神曲去湿，健脾开郁。白蔹引肺药补肺，而生肾水。豆黄卷引脾药补脾而生营血。柴胡升发少阳之气，而为转运之枢。薯蓣独多者，肝虚用甘味之药，培土济肝之义也。

薯 蓣 丸

薯蓣三十分　人参七分　白术六分　茯苓五分　甘草二十八分当归十分　干地黄十分　芍药六分　芎劳六分　麦冬六分　阿胶七分干姜三分　大枣百枚，为膏　桔梗五分　杏仁六分　桂枝十分　防风六分　神曲十分　豆黄卷十分　柴胡五分　白蔹二分

上二十一味，末之，炼蜜和丸，如弹子大，空腹酒服一丸，百丸为剂。

虚劳虚烦，不得眠，酸枣仁汤主之。

此劳心受病之方也。劳伤心血，虚气不敛，木火气壅，所以虚烦，然心虚则胃土无赖，阳明之气上逆，故不得眠。所以

芎劳疏肝而通心气，茯苓宣导心胃虚气下行，以枣仁和肝安神，甘草以泻心家虚火，知母保肺生水而制火烦也。

酸枣汤

酸枣仁二升　甘草一两　知母二两　茯苓二两　芎劳一两

上五味，以水八升，煮枣仁，得六升，内诸药，煮取三升，分温三服。

五劳，虚极羸瘦，腹满，不能饮食，食伤、忧伤、饮伤、房室伤、饥伤、劳伤、经络营卫气伤，内有干血，肌肤甲错，两目黯黑，缓中补虚，大黄䗪虫丸主之。

此诸伤积血为病也。诸伤脏腑，则真气不能统血于周身，营血痹着而不行于经络，瘀积不散，内有干血，以致形体虚极羸瘦，腹满不能饮食，外显肌肤甲错，两目黯黑，故用四虫、大黄、桃仁、干漆破血行瘀，峻攻其血。苓、杏、甘草凉顺肺气，以使通调而活痹着。芍药、地黄收养阴血，俾正气实而瘀血得去，饮食自进，则气血自复，故为缓中补虚。此因干血而设，非虚劳常用之方也。

大黄䗪虫丸

大黄十分，蒸　黄芩二两　甘草三两　桃仁一升　杏仁一升　芍药四两　干地黄十两　干漆一两　蝱虫一升　水蛭百枚　蛴螬一升　䗪虫半升

上十二味，末之，炼蜜和丸，小豆大，酒饮服五丸，日三服。

论曰：世知房欲所伤为虚劳，补肾为专门，殊不知《灵》《素》《金匮》有七情劳伤五脏六腑，而无外邪乃为虚劳也。经曰：心，怵惕思虑则伤神，神伤则恐惧自失，破䐃脱肉。脾，

忧愁不解则伤意，意伤则悗乱，四肢不举。肺，喜乐无极则伤魄，魄伤则狂，皮革焦。肾，盛怒而不止则伤志，志伤则喜忘其前言，腰膝不可以俯仰屈伸。恐惧而不解则伤精，精伤则骨痠痿厥，精时自下。是情志内伤神思气血为病也。又谓是以夜行，喘出于肾；淫气病肺，有所坠恐，喘出于肝；淫气害脾，有所惊恐，喘出于肺；淫气伤心，度①水跌仆，喘出于肾于骨。然五脏所伤之气则一，故喘病属气，此先伤其气，而后致阴血渐亏也。又谓饮食饱甚，汗出于胃；惊而夺精，汗出于心；持重远行，汗出于肾；疾走恐惧，汗出于肝；摇体劳苦，汗出于脾。其因虽异，致伤津液则一。而汗属阴精，先伤精津血液，而后伤于气。二者当分阴阳而治也。《难经》谓一损损于皮毛，皮聚而毛落；二损损于血脉，血脉虚少，不能荣于五脏六腑；三损损于肌肉，肌肉消瘦，饮食不能为肌肤；四损损于筋，筋缓不能自收持；五损损于骨，骨痿不能起于床。从上下者，骨痿不能起于床者死；从下上者，皮聚毛落者死。谓损其肺者益其气，损其心者调其营卫，损其脾者调其饮食、适其寒温，损其肝者缓其中，损其肾者益其精，此立五脏致伤现证并治法之大纲。仲景补其脉而述其证，谓男子平人脉大极虚者，沉弦浮弱而涩②者，芤迟动微紧者，沉小迟者，弦而大者，皆为虚劳之脉，但有营卫阴阳寒热之分。证有面色薄，主渴亡血，喘悸者。无寒热，短气里急，小便不利，面白，目瞑，兼衄，少腹满者。手足烦，春夏剧，秋冬瘥，阴寒精自出，痠削不能行者。精气清冷，而无子者。失精少腹弦急，阴头寒，目眩发落，清

① 度：同"渡"。
② 涩：此字原模糊，据和本补。

谷亡血盗汗者。痹侠背行，肠鸣马刀侠瘿者。脱气疾行喘急，手足厥寒，腹满溏泄，食不消化者。此皆劳伤脏腑，营卫气血阴阳偏胜之证也。然虚劳病乃无邪可除，无病可疗，惟有调和营卫阴阳为主。仲景每于后天中气而为营卫气血之源，调养营卫以生精气血液，充溢脏腑，为复虚劳诸证之良法。故里急悸衄，腹痛失精，四肢痠疼，手足烦热，咽干口燥，以小建中汤为治虚劳之总持①。治失精梦交，以桂枝汤入龙骨牡蛎，是开后学之加减法也。有不因中气，而自伤本脏致病者，则以心肝脾肺肾，各立一方：见肺虚不生肾水而逆气里急，即以土金相生之制，名曰黄芪建中，是偏补于气也；肝气盛而化为风气百疾，用甘药相和木土之制，故立薯蓣丸；若肾中阳虚腰痛，少腹拘急，小便不利，以阴阳升降，开阖机关，而制八味丸；若心劳虚烦不得眠，则以酸枣汤疏滞而育神。以上为治虚劳曲尽②之法也。有五劳虚极羸瘦，腹满不能饮食，内有干血，瘀积不行，而极虚之中，反见大实之证，庸流于此，目眩心迷，喜补畏攻，使病愈笃，不至于死则不休也。仲景开大法门，故立大黄䗪虫丸，峻药缓图，死里求生之方而治死里求生之病，每日三服，陆续渐除，俾瘀积去而虚劳庶几可复，但后人惟知补虚，未窥其至圣至妙之理也。盖论中失血脉证虽多，不言失血而致咳嗽，此乃阴虚极证，当治其本，不必言标，故不论及，设以前之方论，参治虚劳一证，思过半矣。

附　方

千金翼炙甘草汤，治虚劳不足，汗出而闷，脉结悸，行动

---

① 总持：总的掌握。
② 曲尽：委婉而详尽。

如常，不出百日，危急者十一日死。

此心劳以心肾为关键。故心阴之虚，则心火炽盛，热收于内，火热内蒸，心液外越则汗出，心液少而气不舒则汗出而闷。心血不足则脉道涩滞，结而悸也。盖心为君主而属阳，狂阳未息，以故行动如常，欲知死期，必至火气休囚①水旺之乡，故断百日，而危急者即不应期，当在水旺火绝之日，曰十一日死。方用炙甘草汤救其始萌之初，希图万一。是以桂、甘通理中气而行营卫，姜、枣宣通上焦之阳，人参补心之正，麦冬、地黄清心生血，以阿胶善保肺肾之阴，麻仁入脾，养血而润燥，以炙甘草为君者，乃甘平补脾，中和之品，万物以土为稼穑，乃生长之司故耳。

甘草四两，炙　桂枝三两　生姜三两　麦冬半升　麻仁半升　人参二两　阿胶二两　大枣三十枚　生地黄一斤

上九味，以酒七升，水八升，先煮八味，取三升，去滓，内胶消尽，温服一升，日三服。

肘后獭肝散，治冷劳，又主鬼疰，一门相染。

盖劳无不热，此冷者，即无阳之谓也。要知非伤营卫精血，乃伤肝中阳气，而肝为火之母，肝胆相为表里，为一阳生发之源，夫一阳生则诸脏之阳皆生，若肝胆之阳灭，则诸脏之阳亦灭，此伤肝脏温和生发之气，则心脾肺肾诸脏不温，经云：逆春气则少阳不生。肝气内变之义也。病必心神恍惚，夜卧多惊，不思饮食，食不消化，谓之冷劳，但治病必求其本，而獭为阴兽，其肝应月而增减，乃得天地阴阳进退之正，獭肉皆寒，惟

---

① 休囚：指事物发展处于萎靡的状态。事物发展的状态按兴衰程度分为五种：旺、相、休、囚、死。

肝性温，故以兽肝之温而补人肝温气之本，是非桂附大热而补心相之标，是欲肝得其温，则火源渐长，诸阳齐起，冷劳可愈矣。治鬼疰一门相染者，盖鬼即人之魂，而离体则为鬼，是属阴邪，而肝主藏魂，鬼邪侵袭于肝，使人魂不得归室，故为鬼疰，冤业情思不散，尸气相传，同气受邪，连绵不绝，谓一门相染。所以獭肝性温，阴中阳物，独补人肝之阳，阳能胜阴，而肝得其补，舍气充盈，阳长阴消，故亦治也。

獭肝一具，炙干，末之，水服方寸匕，日三服。

卷七

肺　痿论二条　方一首　附方三首

问曰：热在上焦者，因咳为肺痿，肺痿之病，从何得之？师曰：或从汗出，或从呕吐，或从消渴，小便利数，或从便难，又被快药下利，重亡津液，故得之。曰：寸口脉数，其人咳，口中反有浊唾涎沫者何？师曰：为肺痿之病。若口中辟辟燥，咳即胸中隐隐痛，脉反滑数者，此为肺痈，咳唾脓血。脉数虚者为肺痿，数实者为肺痈。

此肺痿肺痈之辨也。心肺居上，肾水不足，心火刑金，为热在上焦，肺阴日消，气逆则咳，故致肺痿。然本经明其始病之因，或从病后阴虚，过汗伤液，呕吐伤津，消渴血虚津竭，或利小便数而伤阴，或便难反被快药下利，而重亡津液，以致肺津枯燥。虚热薰①蒸，故寸口脉数，其人咳嗽，气弱不振，津液不布，化为浊唾涎沫，而成肺痿。若口中辟辟燥，咳即胸中隐隐痛者，乃风寒侵入肺中，凝滞营血为痈，故脉滑数而咳唾脓血。然无形虚热致痿，故脉数虚，有形气血凝滞成痈，而脉数实，此明肺痈属实，肺痿属虚也。

肺痿，吐涎沫而不咳者，其人不渴，必遗尿，小便数，所以然者，以上虚不能制下故也。此为肺中冷，必眩，多涎唾，甘草干姜汤以温之。若服汤已，渴者，属消渴。

此肺寒致痿也。前伤津液，虚热成痿，乃肺痿之常，此肺

---

① 薰：同"熏"。

气虚寒，痿之变也。经云上焦开发，宣五谷味，充身泽毛，若雾露之溉。是胃中营卫之气，相蒸于上焦，而成宗气温养于肺，散布津液，而为常度。此胃虚则营卫衰弱，宗气虚微，上焦不温，津液不布，聚化为沫，则吐涎沫。内无火气动肺，不烁津液，故不咳而不渴也。遗尿小便数者，因肺之上源虚而不能制下，肺冷痿弱之故也。肺冷则肾阴上逆，必眩而多涎唾。方用甘草、干姜温补肺胃之气，肺气得温，则津液布而涎沫不聚，痿自愈矣。若服甘草干姜汤已，渴者属热痿，又非肺寒之比，因涎多聚溢胸中而制燥热，故不渴。实热内伏，而服干姜汤助起肺胃之热，遂作渴，故属消渴也。

卷 七

七 五

甘草干姜汤

甘草四两，炙　干姜二两，炮

上㕮咀，以水三升，煮取一升五合，去滓，分温再服。

论曰：经谓有所失亡，所求不得，则发肺鸣，鸣则肺热叶焦，皮毛虚弱急薄著则①生痿躄②者，是因七情③思虑伤肺，火盛水亏，所以《局方发挥》有泻南方补北方之治。本经寸口脉数，其人咳，口中反有浊唾涎沫者，乃从汗出，呕吐，消渴，小便利数，大便难，而重亡津液，过伤肺与大肠气血所致，与《内经》不同。又吐涎沫而不渴，其人不咳，必遗尿小便数，上虚不能制下，为肺中冷，必眩，多涎唾，以甘草干姜汤温肺起痿，经所不载，仲景创补之矣。但治热痿之方，遗失无传，余以《内经》治痿，独取阳明，调和营卫，滋阴清热润燥，或温

---

① 弱急薄著则：此五字模糊不清，据和本补。著，邪滞不去。
② 躄：足不得伸以行。
③ 七情：此二字模糊，据和本补。

中益虚，显然有据，谅不罪予僭妄。宋人选入《外台》《千金》等方亦调阳明之意，临证参酌用之。

附　方

外台炙甘草汤，治肺痿涎唾多，心中温温液液者。方见虚劳。

肺热则痿弱不振，通调失职，聚液成涎，故涎唾多而温温液液，即泛泛恶心之意也。然肺之痿热，必从胃虚，或湿热伤肺而致，故经谓治痿独取阳明，但或泻或补，随其所宜。所以炙甘草汤补调脾胃，生津益肺，俾土金相生，涎沫止而痿自愈矣。

千金生姜甘草汤，治肺痿咳唾涎沫不止，咽燥不渴。

生姜甘草汤即炙甘草汤之变方也。甘草、人参、大枣扶脾胃而生津液，以生姜辛润宣行滞气，俾胃中津液灌溉于肺，则泽稿①回枯，不致肺热叶焦，为治肺痿之良法也。

生姜五两　人参三两　甘草四两　大枣十五枚

上四味，以水七升，煮取三升，分温三服。

千金桂枝去芍药加皂荚汤，治肺痿吐涎沫。

用桂枝汤，嫌芍药酸收故去之，加皂荚利涎通窍，不令涎沫壅遏肺气而致喘痿，桂枝和调营卫，俾营卫宣行则肺气振而涎沫止矣。

桂枝三两　生姜三两　甘草二两　大枣十枚　皂荚一枚，去皮子，炙焦

上五味，以水七升，微微火煮取三升，分温三服。

---

① 稿：通"槁"。《说苑·建本》："弃其本者，荣其稿矣。"

肺　痈 论三条　方二首　附方三首

问曰：病咳逆，脉之，何以知此为肺痈？当有脓血，吐之则死。其脉何类？曰：寸口脉微而数，微则为风，数则为热。微则汗出，数则恶寒。风中于卫，呼气不入。热过于营，吸而不出。风伤皮毛，热伤血脉。风舍于肺，其人①则咳，口干喘满，咽燥不渴，多唾浊沫，时时振寒。热之所过，血为之凝滞，畜结痈脓，吐如米粥。始萌可救，脓成则死。

此风入肺之营分成痈，辨已成未成之脉也。前言滑数，为痈成之脉，此寸口脉微而数，是风邪伤肺未成痈脓之脉也。脉微乃肺虚受风，曰微则为风。邪化为火，曰数则为热。盖风性轻扬，能开腠理，表虚受风而自汗，为微则汗出。风热在肺，外应皮毛而恶寒，即恶风之互辞也。但呼出心肺，卫气主之，肺受外邪，阻遏卫气，则呼气不入。吸入肾肝，营血所司，邪传血分，为热过于营，营气壅塞，吸而不出。风伤皮毛，浸淫营血，为热伤血脉，即伤肺之血脉也。风舍于肺，邪正搏击，气乱于胸，其人即咳。热郁胸中，所以口干喘满。涎沫制燥，以故咽燥不渴。肺津化而为涎，则多唾浊沫。肺气应于皮毛，时时振寒。热之所过于营，凝滞为痈成脓，吐如米粥。若始萌急泻其肺，则可图救，迁延至于肺叶腐败，脓成则死。

肺痈喘不得卧，葶苈大枣泻肺汤主之。

此治标之方也。风中于卫，血气壅逆，呼气不入，则喘不得卧，因循日久，必致肺叶腐败，吐脓而死，故用葶苈急泻肺实之壅，俾气血得利，不致腐溃吐脓，且以大枣先固脾胃之元，

---

① 营吸而……其人：此处十九字原模糊不清，据和本补。

其方虽峻，不妨用之耳。

葶苈大枣泻肺汤

葶苈熬令黄色，捣丸如弹子大　　大枣十二枚

先以水三升，煮枣取二升，去枣，内葶苈，煮取一升，顿服。

咳而胸满，振寒，脉数，咽干不渴，时出浊唾腥臭，久久吐脓如米粥者，为肺痈，桔梗汤主之。

此痈成而出方也。风舍于肺，咳而胸满振寒，内气挟风化热而脉数，然肺气壅逆，津液化为浊唾，而制胸膈之燥，咽干不渴，时出浊唾腥臭者，明是肺为腥臭，是热过于营，吸而不出，气血凝结，已成痈脓之兆，若缓时日，肺叶腐败，吐脓则死。故用桔梗开提壅逆，而破血结，甘草清热解毒以和中气，使胸肺之邪从吐而出，肺叶不致腐败，故方后云"再服则吐脓血也"。

桔梗汤 亦主血痹

桔梗一两　　甘草二两

上二味，以水三升，煮取一升，分温再服，则吐脓血也。

论曰：汗出恶寒，呼气不入，吸气不出，口干喘满，咽燥不渴，多唾浊沫，时时振寒，吐如米粥，若此者，痈脓已成，治之迟矣。仲景欲人见微知著，始见口中辟辟燥咳，胸中隐隐而痛之时，即以肺痈治之，则免吐脓而死，故示葶苈、大枣之峻，桔梗汤之缓，一峻一缓为训，意在开提肺气，不使成痈而为切务，若以泛常咳嗽而施顺气消痰，迁缓日深，必致吐脓而死。

附　方

肺痈胸满胀，一身面目浮肿，鼻塞清涕出，不闻香臭酸辛，

咳逆上气，喘鸣迫塞，葶苈大枣泻肺汤主之。三日一剂，可至三四剂，此先服小青龙汤一剂乃进。

前条肺痈喘不得卧，仲景用此汤泻实补虚。此肺痈胸满胀，一身面目浮肿，鼻塞清涕出，不闻香臭酸辛，咳逆上气，喘鸣迫塞，邪居卫分多而营分少，壅逆不宣，故先服小青龙汤，以散表里气分之邪，继以葶苈专泻肺中气血之结，俾卫邪已散，而营邪亦从卫出，则痈脓消散，诸证自平矣。

千金苇茎汤，治咳有微热，烦满，胸中甲错，是为肺痈。

咳有微热烦满，邪在气分而带表证，胸中甲错，则热过于营矣。故用苇茎，体质轻浮，其味甘寒，能解在表之热。桃仁以破血壅，薏苡补肺而渗利痰湿。瓜瓣其形象肺，入肺而清肺热，能吐败浊之瘀，故方后云："再服当吐如脓"，即去旧生新之意也。

苇茎二升　薏苡仁半升　桃仁五十粒　瓜瓣半升

上四味，以水一斗，先煮苇茎，得五升，去滓，内诸药，煮取二升，服一升，再服当吐如脓。

外台桔梗白散，治咳而胸满，振寒，脉数，咽干不渴，时出浊唾腥臭，久久吐脓如米粥者，为肺痈。

咳而胸满振寒，时出浊唾腥臭，内脓已成，若以缓图，势必吐脓，故以桔梗开提肺气，贝母清热而化痰涎，巴霜峻猛热剂，急破其痈，驱脓下出，病在膈上则一吐尽除，而胸中肺气，旷若太虚，脓虽已成，尚或图救，乃逆流挽舟之治也。盖观方后云"病在膈下泻出"者，岂有肺痈在于膈下之理，是对肠痈脏毒亦可用此方而言也。

桔梗三分　贝母三分　巴豆一分，去皮，熬研如脂

上三味为散，强人饮服半钱匕，羸者减之。病在膈上者，

吐脓；在膈下者，泻出，若下多不止，饮冷水一杯则定。

咳嗽上气为肺胀论八条 方七首

上气喘而躁者，属肺胀，欲作风水，发汗则愈。

此见肺痈，当有肺胀之辨也。邪伤于卫，后入于营，而为肺痈。此风伤于卫，内挟痰涎，壅逆肺气，上逆奔迫，故喘而躁，是为肺胀。然有肺气壅逆，不得通调水道，即泛滥皮肤，故曰欲作风水。治宜发汗驱风，从表而出，水即下渗，即下条小青龙之证也。

肺胀，咳而上气，烦躁而喘，脉浮者，心下有水，小青龙加石膏汤主之。

此互上①条肺胀治法也。风寒之邪，入于营卫，挟痰上逆，则咳而上气，烦躁而喘，肺气壅逆，谓之肺胀，即肺痈未成之初也。此气分邪多，故脉见浮，然气逆则津液化为痰饮，而痰饮乃属阴邪，内积胸膈，为心下有水，当用小青龙涤饮散表，此风多寒少，表里相半，故加石膏以清风化之热。

小青龙加石膏汤 《千金》证治同，外更加胁下痛引缺盆。

麻黄　芍药　桂枝　细辛　干姜　甘草各三两　五味半升
半夏半升　石膏二两

上九味，以水一斗，先煮麻黄，去上沫，内诸药，煮取三升，强人服一升，羸者减之，日三服，小儿服四合。

咳而上气，此为肺胀，其人喘，目如脱状，脉浮大者，越婢加半夏汤主之。

此风寒多而痰饮少之方也。邪气壅逆于肺，咳而上气，其

---

① 上：原作"土"，据大成本改。

人喘也。胸中贲郁之极，故目如脱状。脉浮大者，风多痰少，表盛所致，故用越婢汤驱散表邪，加半夏一味，消痰下逆足矣。

越婢加半夏汤

　　麻黄六两　石膏半斤　生姜三两　大枣十五枚　甘草二两　半夏半升

　　上六味，以水六升，先煮麻黄，去上沫，内诸药，煮取三升，分温三服。

　　咳而上气，喉中水鸡声，射干麻黄汤主之。

　　此风寒束肺之方也。寒风壅闭肺气而不下达，则咳而上气；津液不布，化为痰涎，滞凝呼吸之气，不利痰随外邪上吸，往来有声，喉如水鸡声也。然肺气既壅，恐其热过于营，将成肺痈，故用射干专通咽闭，麻黄开发肺实之邪，细辛、紫菀、款冬温散为助，半夏化痰而下逆气，五味以收肺气之正，姜、枣宣通营卫，俾邪散则肺不成痈矣。

射干麻黄汤

　　射干十三枚　麻黄四两　生姜四两　细辛三两　紫菀三两　款冬花三两　五味半升　大枣七枚　半夏半升，洗

　　上九味，以水一斗二升，先煮麻黄两沸，去上沫，内诸药，煮取三升，分温三服。

　　咳逆上气，时时唾浊，但坐不得眠，皂荚丸主之。

　　此风邪致痰之病也。风邪壅逆肺气，上而不下则咳逆上气，津液不布，化为痰涎，而时时唾浊，痰壅气滞，但坐不得眠矣。设迁延时日，热过于营，脓成则死，此风邪骤至之病，而无积饮相挟，故以皂荚一味，能开诸窍，而驱风痰最疾，服三丸者，是取峻药缓散之意也。

皂荚丸

皂荚八两，刮去皮，用酥炙

上一味，末之，蜜丸梧子大，以枣膏和汤，服三丸，日三夜一服。

咳而脉浮者，厚朴麻黄汤主之。咳而脉沉者，泽漆汤主之。脉沉之条当入肺痈，因原文不便分割，共列于此也。

此以脉之浮沉而分肺之营卫受病也。咳而脉浮，风邪在卫，即肺胀之类，其病尚浅，当使邪从表出，故以厚朴、杏仁下泄胸中气实，麻黄开腠驱邪，石膏以清风化之热，辛、半、干姜兼驱客寒而涤痰饮，五味收肺之逆，小麦以调脾胃也。脉沉者，邪入血分而深，即热过于营，势必成痈吐脓，故用桂枝、姜、草宣通营卫，人参以养正气，黄芩能降风热之标，半夏涤痰以降逆气，泽漆破血结开壅而下水，紫菀同白前辛润开结而下气止咳也。

厚朴麻黄汤

厚朴五两　麻黄四两　石膏如鸡子大　杏仁半升　半夏半升　干姜二两　细辛二两　小麦一升　五味半升

上九味，以水一斗二升，先煮小麦熟，去滓，内诸药，煮取三升，温服一升，日三服。

泽漆汤

半夏半升　紫参五两，一作紫菀　泽漆三斤，以东流水五斗，煮取一斗五升　生姜五两　白前五两　甘草　黄芩　人参　桂枝各三两

上九味㕮咀，内泽漆汁中，煮取五升，温服五合，至夜尽。

上气面浮肿肩息，其脉浮大不治，又加利尤甚。

此言肺死脉证也。上气面浮肿、肩息乃风寒壅逆于肺，邪

实正虚，气上不下，肺气绝而正欲上脱，故脉浮大，气已散而离根，故不治矣。然利则①阴从下脱，所以尤甚。

火逆上气，咽喉不利，止逆下气者，麦门冬汤主之。

此阴火上逆也。真阴之虚，阴火上逆刑金为火逆上气，咽喉不利，惟当壮水之主，以镇阳光，曰止逆下气。故用麦冬、人参、甘、米、大枣滋培后天胃气，以生肺金，即生阴水而降火邪，惟以半夏涤痰下逆，余窃拟为肺痿之主方也。

麦门冬汤

麦门冬七升　半夏一升　人参二两　甘草二两　粳米三合　大枣十二枚

上六味，以水一斗二升，煮取六升，温服一升，日三夜一服。

论曰：详《金匮·咳嗽》，病本于肺则一，大纲有三，一者②虚热刑金，气弱不振，咳而唾沫为肺痿。二者是风伤③卫分，则病咳上气，喘为肺胀。三者邪传营血，凝而④不行，为肺痈。然肺胀之中，又分风寒表里、痰多风少、风多痰少之治。故气喘而躁，脉浮者，为心下有水，欲做风水，当以小青龙两解表里，加石膏以清风热之多。目如脱状，乃风寒多而痰少，以越婢驱风加半夏而下痰逆。风寒外束，火热内郁，喉中水鸡声者，射干麻黄汤宣通表里之邪。风热壅逆，津液不布，化而为涎，时时唾浊，但坐不得眠者，皂荚丸以驱风郁之涎。若咳而脉浮，邪居肺气，以厚朴麻黄汤俾从表解。咳而脉沉，邪入

---

① 利则：此二字原不清，据和本补。

② 者：此字原不清，据和本补。

③ 风伤：此二字原不清，据和本补。

④ 凝而：此二字原不清，据和本补。

卷七

八三

于营，将成肺痈①，以泽漆而破壅结。火逆上气，咽喉不利，是无外邪，治当麦门冬汤清润滋降。若见浮肿、肩息、脉浮大而下利，真气上浮下脱，则为不治。以上皆外邪挟内饮合病，微细之辨，临证又当合《内经》五脏六腑互相传乘之咳，则能尽善。

---

① 痈：此字原不清，据和本补。

卷八

奔　豚论五条　方三首

师曰：病有奔豚，有吐脓，有惊悸，有火邪，此四部病，皆从惊发得之。

此惊气入心，病有四变也。但心虚受惊，惊则气乱神浮，肾家旧积内动，欲上陵①心，故为奔豚。然惊则气散，散则血不归经，滞留肺胃，凝结成痈，蒸腐为脓，则病吐脓。盖惊邪入心，神明失守，狂妄不精，而为惊怖。若烧针以治风热伤卫之病，火气入心，逼迫心神，狂乱烦躁，故为火邪。然此四病皆从心虚惊触气乱所致，谓惊发得之。

师曰：奔豚病从少腹起，上冲咽喉，发作欲死，复还止，皆从惊恐得之。

此出奔豚之证也。状如江豚，故为奔豚。心气虚而惊入，神明不治，上中二焦气虚，不复拦阻肾积之邪，直闯阳位，故从少腹起，上冲咽喉。气逆神昏，所谓发作欲死。然阴邪上而不能久居阳分，即返于阴，为复还止。此从惊气伤心气乱，恐气伤肾致积，谓惊恐得之。

奔豚气上冲胸，腹痛，往来寒热，奔豚汤主之。

此风邪引动肾积也。前乃肾中积寒，直冲阳道，而至咽喉，此因肝胆风邪，相引肾中积风乘脾，故气上冲胸而腹痛。厥阴受风，相应少阳，则往来寒热。是以芎归姜芍，疏养厥阴少阳

---

① 陵：古同"凌"，侵犯，欺侮。下同。

气血之正而驱邪外出。以生葛李根，专解表里风热，而清奔豚逆上之邪。黄芩能清风化之热。半夏以和脾胃，而化客痰。俾两经邪散，木不临脾，而肾失其势，即奔豚自退。按奔豚虽属肾病，此仗风邪引动积风而发，仲景引明非仅寒邪一端致病，诚补《素问》之不足也。

奔豚汤

甘草二两　芎䓖二两　当归二两　半夏四两　黄芩二两　生葛五两　芍药二两　生姜四两　甘李根白皮一升

上九味，以水二斗，煮取五升，温服一升，日三夜一服。

发汗后，烧针令其汗，针处被寒，核起而赤者，必发奔脉，气从少腹上至心，灸其核上各一壮，与桂枝加桂汤主之。

此因风伤卫症，烧针取汗而致奔豚也。风寒在表，烧针令汗散邪，而汗则伤泄阳气，针处重受于寒，则发核起而赤。内气虚而应接表邪入里，引动肾积，故气从少腹上冲至心。治当灸其核上，以除新邪。仍以桂枝汤解表，加桂专伐肾积之邪耳。

桂枝加桂汤

桂枝五两　芍药三两　甘草二两，炙　生姜三两　大枣十二枚

上五味，以水七升，微火煮取三升，去滓，温服一升。

发汗后，脐下悸者，欲作奔豚，茯苓桂枝甘草大枣汤主之。

此汗虚阳气而致奔豚出方也。发汗而伤心气，肾邪遂欲上陵，则脐下悸，欲作奔豚。方用甘、枣坐镇中州，以制贼邪不得上陵心位。桂、苓专伐肾阴。以水扬之千遍为甘澜者，取其力软和平，不为肾邪之助。盖后人奔豚皆忌甘草，是不识仲景补脾制肾之妙义耳。

茯苓桂枝甘草大枣汤

茯苓半斤　甘草二两　大枣十五枚　桂枝四两

上四味，以甘澜水一斗，先煮茯苓，减二升，内诸药，煮取三升，去滓，温服一升，日三服。甘澜水，取水二斗，置大盆内，以勺扬之，水上有珠子五六千颗相逐，遂取用之。

论曰：《难经》谓肾积发于少腹，上至心下，如豚状，名为贲①豚，上下无时，久不已，令人咳逆，骨痿少气。以夏丙丁，脾病传肾，肾当传心，心旺不受，肾欲还脾，脾不肯受，所以留积肾间，衰者受邪而为之本。盖脾病传肾，乃寒湿为病，若从肝病传脾而来，即风湿为病明矣。《金匮》标本互举，谓惊恐得之，诚补《灵》《素》之不足也。然少腹起，上冲咽喉，发作欲死，复还止，乃明寒湿之邪为本。腹痛往来寒热者，谓风木受邪，引动旧积之风而发也。烧针令汗，针处受寒引动旧寒所致，脐下悸，欲作贲豚者，过汗伤阳，肾邪欲上陵心，邪之浅也，然标本风寒，邪之新旧不同，故复论之。

---

① 贲：通"奔"。《宋书·百官志下》："旅，众也。贲与奔同，言为奔走之任也。"

卷九

胸　痹 论五条　方五首

师曰：夫脉当取太过不及，阳微阴弦，即胸痹而痛，所以然者，责其极虚也。今阳虚知在上焦，所以胸痹心痛，以其阴弦故也。

此胸痹阳虚阴盛，而挟外邪也。正气微，则阳脉微，为不及；阴邪盛，则阴脉弦，为太过；阳气微而客寒内侵，以挟肝肾之阴上逆于胸，痹着气血不利而痛，曰阳微阴弦，即胸痹而痛。痹者，闭也，是经脉气血，郁闭而不通也，求其所以然者，责其上焦阳气极虚，下阴上逆，谓胸痹心痛者，以其阴弦故也。

胸痹之病，喘息咳唾，胸背痛，短气，寸口脉沉而迟此当有一若字，关上小紧数，瓜蒌薤白白酒汤主之。

此寒邪痹胸而偏于肺，以脉迟紧分虚实也。盖胸中阳气，犹如杲①日当空，万里无云，阳和通利，倏忽地气上为云，则太虚昏昧，日月晦明，而胸痹犹是者矣。但阴盛挟邪上逆胸中，痹偏于肺，则喘息咳唾，胸背痛而短气。然阳虚则肺气亦虚，痹郁胸中，故寸口脉沉而迟，乃言正气虚寒之痹脉也。若中上二焦，阳气未至虚极，寒邪挟阴上逆，邪正相搏而为有余，则关上脉现小紧而数，即是寒实之证，法当行阳散邪，则胸痹得开，非似沉迟虚寒而用附子回阳，故用瓜蒌苦寒，润肺消痰，而下逆气，薤白辛温，行阳散邪，以白酒宣通营卫，使肺通调，

---

① 杲（gǎo 搞）：明亮，光明。

则痹自开矣。盖此论当以寸口脉沉而迟，为虚寒之证，关上小紧数，瓜蒌薤白白酒汤，为寒实之证，另作一节解。否则，岂有迟数二脉同见之理哉？

瓜蒌薤白白酒汤

瓜蒌实一枚，捣　薤白半斤　白酒七升

上三味同煮，取二升，分温再服。

胸痹不得卧，心痛彻背者，瓜蒌薤白半夏汤主之。

此痹偏于心包与俞穴也。痹邪偏侵心包，气逆不利，则不得卧。然心俞在背，心包与俞相应，故心痛彻背。而上焦阳虚，火不生土，脾虚则津液化痰，以前汤开痹，加半夏而消痰饮也。

瓜蒌薤白半夏汤

瓜蒌实一枚，捣　薤白三两　半夏半斤　白酒一斗

上四味同煮，取四升，温服一升，日三服。

胸痹心中痞，留气结在胸，胸满，胁下逆抢心，枳实薤白桂枝汤主之，人参汤亦主之。

此肝气临土挟湿①，痹于胸也。经云，风寒湿三气合而为痹。原非一邪所致，此上焦阳虚，而中气亦虚，风乘于胃，反挟浊湿，上逆胸中，以致心中痞满，为留气结在胸，肝气挟风逆上，故胸满而胁下逆抢心。所以桂枝、薤白通阳而行营卫兼驱风邪外出，瓜蒌化痰而利气，枳实、厚朴以下浊湿而开心下之痞，但中州气弱，木必乘脾，故用参、术、姜甘温补中上二焦之气，辅正驱邪，胃阳升而厥阴退，痹着自开，所以人参汤亦主之。

---

①　临土挟湿：此四字原不清，据和本补。

枳实薤白桂枝汤

枳实四枚　薤白半斤　桂枝一两　厚朴四两　瓜蒌一枚，捣

上五味，以水五升，先煮枳、朴，取二升，去滓，内诸药，煮数沸，分温三服。

人 参 汤

人参　甘草　干姜　白术各三两

上四味，以水八升，煮取三升，温服一升，日三服。

胸痹缓急者，薏苡附子散主之。

此寒湿痹于经络，即寸口脉沉而迟，虚寒之方也。胸中阳虚，风寒湿阴之邪混合上逆，痹着胸背经络，筋脉不和，或缓或急而痛，曰胸痹缓急。所以附子补阳驱寒，同薏苡舒筋燥湿，俾邪去则不缓急矣。

薏苡附子散

薏苡十五两　大附子十枚，炮

上二味，杵为散，服方寸匕，日三服。

心　痛论二条　方二首　附方一首

心中痞，诸逆心悬痛，桂枝生姜枳实汤主之。

此湿阴上痹，又互《内经》厥心痛之旨，因风而出方也。上焦阳气不治，风寒湿邪上逆，抟结于胸，清浊混乱①，则心中痞，当以行阳驱邪开痞之治也。盖诸逆心悬，痛乃发，《内经》诸脏之邪上逆于心，内无痰饮相挟故不满而觉空痛，为诸逆心悬痛，与痰饮抟结痞满之痛迥殊。然厥心痛必因风寒挟引

---

① 混乱：此二字原不清，据和本补。

脏腑之气上逆而发，此但以风邪立方，所以桂枝、生姜直①和营卫而驱邪外出，枳实下逆化痰而开痞结，盖与②心中痞、五脏厥逆诸痛，共出一方，令人仿之内外③同治，真④为圣法。

桂枝生姜⑤枳实汤

桂枝三两　生姜三两　枳实五两

上三味，以水六升，煮取三升，分温三服。

心痛彻背，背痛彻心，乌头赤石脂丸主之。

此上焦阳虚受寒也。邪感心包络，经气应外俞，则心痛彻背。邪袭背俞，气从内走，则背痛彻心。俞脏相通，内外之气相引，则心痛彻背，背痛彻心。故用乌头、姜、椒味辛气热，通阳散寒。赤石脂入心养血，镇坠辑浮之气而安中驱邪，俾正气复而邪散痛止。然有风客背俞，痛亦如是，非尽属寒，临证以脉辨之则的。

乌头赤石脂丸

乌头一分炮　蜀椒一两（一法二分）　附子半两（一法一分）　干姜一两（一法一分）　赤石脂一两（一法二分）

上五味，末之，蜜丸，如梧子大，先食服一丸，日三服，不知稍加增。

附　方

九痛丸，治九种心痛。

---

① 姜直：此二字原不清，据和本补。

② 结盖与：此三字原不清，和本作"浩盖与"，大成本作"结用开"，结合二者，据文义改。

③ 之内外：此三字原不清，据和本补。

④ 真：此字原不清，据和本补。

⑤ 桂枝生姜：此四字原不清，据和本补。

《内经》有五脏胃腑心痛，并痰、虫、食、积，即为九痛也。心痛之因，非风即寒，故以干姜、附子驱寒壮阳，吴茱萸能降肝脏浊阴下行，生狼牙善驱浮风，以巴豆驱逐痰虫、陈滞之积，人参养正驱邪。盖治中恶腹胀痛，口不能言，连年积冷，流注心胸痛，并冷气上冲，落马坠车，血疾等证者，因其药品气血皆入，补泻攻伐皆备故也。

附子三两，炮　生狼牙一两　巴豆一两，去皮心，熬研如膏　干姜一两　吴茱萸一两　人参一两

上六味，末之，炼蜜丸，如梧子大，酒下，强人初服三丸，日三服，弱者二丸。兼治卒中恶，腹胀痛，口不能言。又治连年积冷，流注心胸痛，并冷冲上气，落马坠车血疾等皆主之。忌口如常法。

短　气 论二条　方二首

胸痹，胸中气塞短气，茯苓杏仁甘草汤主之，橘枳生姜汤亦主之。

此痹胸中之气也。邪气阻塞胸膈，肺气不得往来流利，则胸中气塞短气。方用杏仁通调肺气，以茯苓渗导饮湿下行，甘草和中，俾邪去则痹开而气不短矣。然胸痹乃胸中气虚，土湿寒浊阴气，以挟外邪上逆所致，故橘、枳、生姜善于散邪下浊，所以亦主之。

茯苓杏仁甘草汤

茯苓三两　杏仁五十个　甘草一两

上三味，以水一斗，煮取五升，温服一升，日三服，不差更服。

橘枳生姜汤《肘后》《千金》治胸痹胸中愊愊①如满，噎塞习习②如痒，喉中燥涩唾沫。

橘皮一斤　枳实三两　生姜半斤

上三味，以水五升，煮取二升，分温再服。

平人无寒热，短气不足以息者，实也。

此短气当分虚实也。但见胸痹心痛腹疼诸疾，而无外热表证，谓之平人，即小邪中里，相挟痰食气壅，故短气不足以息，而为实证。若非胸痹外邪痰食壅滞之因，即是七情内损短气，气不归源之虚劳，难治证也。

论曰：脉取阴弦为太过，阳微为不及，乃阳微阴盛之邪为本，所以寸口脉沉而迟，是阳虚受寒，而为虚证。或阳气不至虚甚，邪正相搏，则关上脉见小紧而数，乃为寒实之脉矣。若寒痹于肺，则喘息咳唾，胸背痛而短气，用瓜蒌薤白白酒润肺行阳，而治其实。若偏客于心则不得卧，而心痛彻背，或心气滞而不行，脾湿生痰，以前汤加半夏，消痰下逆。或风客脾胃，相挟浊湿上逆而痹，则心下痞，留气结在胸，以枳实薤白桂枝汤下逆开痞而驱风。挟肝气上逆于胸则胸满，胁下逆抢心，以人参理中汤温胃养正。若挟肾寒痹于心之脉络，缓急而痛，用附子薏苡驱寒燥湿而舒筋脉。或心下痞，诸逆心悬痛，而挟五脏厥心痛者，以桂枝、生姜、枳实，下逆而和营卫，驱风为总法。若痹胸间肺气不得下达，用茯苓、杏仁、甘草，橘枳生姜汤宣顺肺气下行。或寒客直犯心包，而心痛彻背，背痛彻心，即以乌头赤石脂丸，大热补阳而散寒。然邪痹于胸则一，但有虚实风寒，五脏厥逆不同，当随证而治，故分胸痹、心痛、短气诸门为要领也。

---

① 愊愊（bì 必）：烦闷，郁结。
② 习习：（游走性）小痛或痛痒貌。

卷十

腹　满 论九条　方一首

趺阳脉微弦，法当腹满，不满者，必便难，两胠①疼痛，此虚寒从下上也，当以温药服之。

此诊趺阳而明腹满之寒热也。腹满之病，其邪木乘脾胃者多，若挟心相风火，则成湿热，而为实满，或挟肾寒反侮，则为虚满矣。然脾与胃为表里，诊趺阳胃脉则能定其脾之虚实寒热。但脉微者，是脾胃之阳微，弦乃肝邪乘于脾胃，肾寒相随肝气上逆，即脏寒生满病之义，故当温药服之。或不满者，脉必弦数，乃挟心相未乘脾胃，与肾寒上逆不同。本经气滞，故作便难，两胠疼痛又当凉利之治矣。

寸口脉弦者，即胁下拘急而痛，其人涩涩恶寒也。

此邪入厥阴，阳证似阴也。寸口脉弦，肝家邪盛郁于本经，故胁下拘急而痛。然厥阴气不外达，卫气亦郁于内，皮毛自失护卫之气，所以啬啬恶寒，即内真热而外假寒，此厥阴经本病也。

夫中寒家，喜欠，其人清涕出，发热色和者，善嚏。

此肺经受寒现证也。经谓：阴气积于下，阳气未尽，阳引而上，阴引而下，阴阳相引，故数欠也。此肺胃虚而受寒，阴盛相引，喜欠而清涕出，邪气在表，以故发热。因不涉肝风主病而无色可征，故色和善嚏。

---

① 胠（qū 区）：胁肋部。

中寒，其人下利，以里虚也，欲嚏不能，此人肚中寒一
云痛。

此脾经受寒现证也。寒中太阴，阴寒湿盛，阳虚不固，其
人下利，但通多不足，故为里虚。盖阳和则嚏，而欲嚏不能，
乃阴寒凝滞于里，所以肚中痛也。

腹满时减，复如故，此为寒，当与温药。

此虚寒腹满之辨也。阳气或运如常，满则时减，而阳虚终
无恒期胜阴，阴复胜阳，则满复如故，不似实热常满，减不足
言之比，是属虚寒，当以温药补阳散寒乃为定法。

病者痿黄，燥而不渴，胸中寒实，而利不止者死。

此脾阳气虚，犹如阴黄是也。脾胃阳气不足，肾寒反侮于
脾，壅滞脾气，脏真散越于外，故病痿黄，即黯淡而黄也。寒
湿留中，燥而不渴，为胸中寒实，若中下二焦阳气下脱，则利
不止，故主死也。

病者腹满，按之不痛为虚，痛者为实，可下之，舌黄未
下①者，下之黄自去。

此以手按辨腹满虚实也。按之不痛，内无痰食燥屎壅滞，
即知虚寒而满，当以温药。若按之痛，乃以外手而就内结食痰
燥屎，则知内实，是可下之。而又以舌黄验定虚实，若舌有黄
胎，即是湿热内蒸为实，未经下过必须下之，则黄自去而胀满
自除。舌无黄胎，是近虚寒，又非下法矣。

腹满不减，减不足言，当须下之，宜大承气汤。方见痉
病中。

此实满之方也。腹满，昼夜不减为实，时或虽减，亦不足

① 为虚……未下：此九字原不清，据和本补。

为减，日减不足言，非似虚满时减复如故也。然邪正气实，犹如两国相持，终有一败，惟恐正气垂绝，故宜大承气汤峻涤其邪耳。

病腹满，发热十日，脉浮而数，饮食如故，厚朴七物汤主之。

此有表证腹满也。发热十日之久，脉尚浮数，当责风邪在表，然风气内通于肝，肝盛乘胃，故表见发热而内作腹满。风能消谷，即能食而为中风，所以饮食如故，用小承气荡涤肠胃之热，桂、甘、姜、枣调和营卫，而解在表之风耳。

厚朴七物汤

厚朴半斤　甘草三两　大黄三两　大枣十枚　桂枝二两　枳实五枚　生姜五两

上七味，以水一斗，煮取四升，温服八合，日三服。呕者，加半夏五合，下利去大黄，寒多者加生姜至半斤。

论曰：腹满之病，乃脾胃为总司，风木为转运之枢，而木挟肾中阴寒临土，则寒湿而为寒满。若挟心相而乘脾，则湿热所司，是为热满矣，或木不乘土而脾湿自病，病轻易治。故本经以趺阳脉微弦为寒满。发热十日脉浮数，饮食如故而为热满。又以按之不痛为虚，痛者为实，时减复如故为虚，减不足言为实，诚为察病之两大法门也。

腹　痛论四条　方四首

痛而闭者，厚朴三物汤主之。

此以暴病闭者为实而出方，非久病之疾。若痛属虚寒，阳虚不固，则当下利，然通多不足，闭多有余，此痛而闭者，不必审其邪之寒热，但责邪壅气滞为实，故用厚朴、大黄、枳实三物，专攻壅实之邪，是①取通则不痛之义②。

厚朴三物汤

厚朴八两　大黄四两　枳实五枚

上三味，以水一斗二升，先煮二味，取五升，内大黄，煮取三升，温服一升，以利为度。

按之心下满痛者，此为实也，当下之，宜大柴胡汤。

此验上实治法也。心下即胃之上脘，若按之心下满痛，乃胃中邪热食壅，则当下之。但邪居上脘，稍连于表，表里两持，攻发难施，故用大柴胡汤使上邪还从表出，内邪从下而出，轻圆活泼之妙耳。

大柴胡汤

柴胡半斤　黄芩三两　芍药三两　半夏半升，洗　枳实四枚，炙
大黄二两　大枣十二枚　生姜五两

上八味，以水一斗二升，煮取六升，去滓再煎，温服一升，日三服。

心胸中大寒痛，呕不能饮食，腹中寒，上冲皮起，出见有头足，上下痛而不可触近，大建中汤主之。

此心胃受寒，引动下焦阴气上逆而痛也。中上二焦气虚受寒，故心胸中大寒痛。寒邪引动下焦阴气而挟冲脉上逆，则痛呕不能饮食，故上冲皮起，出见似有头足之状，即《内经》按之喘动应手之类也。邪气充斥三焦而为寒实，故上下痛而不可触近。方用人参、胶饴、干姜，建其中气而温散胸满之寒，蜀椒能达浊阴下行，俾胃阳充而寒散痛止，此非肾经虚寒直中，

---

① 是：此字原不清，据和本补。
② 义：此字原不清，据和本补。

故不用桂、附回阳耳。

大建中汤

蜀椒二合，炒去汗　干姜四两　人参一两

上三味，以水四升，煮取二升，去滓，内胶饴一升，微火煎取一升半，分温再服。如一炊顷，可饮粥二升，后更服，当一日食糜粥，温覆之。

腹中寒气，雷鸣切痛，胸胁逆满，呕吐，附子粳米汤主之。

此外寒挟木乘于脾胃而痛也。外邪以挟内寒，侵于肠胃，邪正相搏，气郁不通，痰饮阻塞，则雷鸣切痛，胸胁逆满呕吐。然阴邪上僭，中上阳气必虚，惟恐胃阳随其呕吐而脱，故用甘、枣、粳米补胃崇土，拦阻阴邪不复上干，专藉附子补阳散寒，逐阴下行，半夏消痰下逆而止呕吐。

附子粳米汤

附子一枚，炮　半夏半升　甘草一两　大枣十枚　粳米半升

上五味，以水八升，煮米熟汤成，去滓，温服一升，日三服。

论曰：《内经》痛有寒气客于肠胃之间、膜原之下者，客于冲脉者，客于厥阴之脉者，客于阴股者，客于小肠膜原之间者，客于五脏者，厥逆上出、痛而呕者，痛而后泄者，皆由寒邪所致。惟热气留于小肠，肠中痛，瘅热焦渴，坚干不得出，痛闭而不通者，是属风热矣。然腹痛虽一，所感不同，《金匮》以补寒热二方之妙，谓痛而闭者、按之心下满痛者为实热，用厚朴三物、大柴胡等汤逐邪下出。谓心胸中大寒痛，呕不能饮食，腹中寒，上冲皮起，出见有头足，上下痛而不可触近，腹中寒气，雷鸣切痛，胸胁逆满呕吐为寒，用大建中、附子粳米汤温

补散邪。观此二义，真为后学入室之阶梯，但本经凡病仅言风寒，不言暑湿燥火，何也？盖以寒湿燥属阴同类，以湿燥统于寒下，风暑火属阳同类，以火暑统于风下，所以仅举风寒二大法门，不言湿燥火暑之繁也。

寒　疝 论七条　方五首　附方三条

夫瘦人绕脐痛，必有风冷，谷气不行，而反下之，其气必冲，不冲者，心下则痞。

此互风寒为痛，即寒疝之类也。瘦人是无湿痰壅滞，乃肝肾之气偏胜，相招外邪乘于脾胃大肠之间，相依肠中，正气盘绕，故绕脐痛，为有风冷。然邪逆脾胃不和则谷气不行，要知胃气已自先馁而反下之，诛伐无过，胃中元气又伤，风邪扰挟肝肾之气上逆，所以其气必冲。设不冲者，是非风邪，乃寒湿相挟搏聚心下，则为心下痞，即《内经》环脐而痛，风根之变证也。

胁下偏痛，发热，其脉紧弦，此寒也，以温药下之，宜大黄附子汤。

此邪入肝经，为偏胁痛也。胁下乃肝胆经络所过之地，寒客厥阴经之一边，营血不利，则胁下偏痛。然肝气逆而胆气亦逆，则痛而发热。脉紧为寒，弦属厥阴寒实，故用附子、细辛正阳而散风寒，盖肝胆乃无出入，此用大黄，乃使厥阴之邪借从胃腑而出，则偏痛立止，虽以①寒热并行，是不相悖也。

大黄附子汤

大黄三两　附子三枚，炮　细辛二两

---

① 以：此字原不清，从大成本补。

卷十

九九

上三味，以水五升，煮取二升，分温三服，若强人煮取二升半，分温三服，服后如人行四五里，进一服。

寒气厥逆，赤丸主之。

此治心胃寒郁之方也。寒气内客，郁遏胃阳不行于四肢，故致厥逆。用乌头、细辛，善驱在里寒风。茯苓渗湿，助半夏消痰而和脾胃。以真朱为色者，即朱砂为衣，取其护心而镇逆也。

赤　丸

茯苓四两　半夏四两　乌头二两　细辛一两

上四味，末之，内真朱为色，炼蜜丸如麻子大，先食酒下三丸，日再夜一服。不知，稍增之，以知为度。

腹满满当作痛，脉弦而紧，弦则卫气不行，即恶寒，紧则不欲食，邪正相搏，即为寒疝。寒疝绕脐痛，若发则白津一云自汗出，手足厥冷，其脉沉紧者，大乌头煎主之。

此寒疝脉证也。肝肾素虚而受风寒，木盛传脾，故腹痛而脉弦紧，然弦紧属阴，阴凝阳郁，卫气不行，则恶寒。紧乃寒入血分为实，乘胃则不欲食。反侮大肠，邪正相搏，则绕脐痛。内无形状，邪属肝经，故为寒疝。卫阳气虚，发则自汗出而手足逆冷。然寒风内郁，脉必沉紧。故以乌头能行脏腑十二经络，燥湿行阳而驱寒风外出，入蜜以调脾胃而制乌头之毒也。

乌头煎

乌头大者五枚，熬去皮，不必咀

上以水三升，煮取一升，去滓，内蜜二升，煎令水气尽，取二升，强人服七合，弱人服五合。不差，明日更服，不可一日再服。

寒疝，腹中痛，及胁痛里急者，当归生姜羊肉汤主之。

此连冲脉为疝，治当温补也。肝木受邪，乘脾则腹中痛，本经之气不疏，故胁亦痛，连及冲脉，则里急矣。所以当归补养冲任而散风寒，羊肉温补营卫之气，俾邪散而痛自止。方后云"痛多而呕"，乃肝气上逆临胃，故加橘、术补之。

当归生姜羊肉汤

当归三两　生姜五两　羊肉一斤

上三味，以水八升，煮取三升，温服七合，日三服。若寒多者，加生姜成一斤；痛多而呕者，加橘皮二两，白术一两。加生姜者，亦加水五升，煮取三升二合，服之。

寒疝腹中痛，逆冷，手足不仁，若身疼痛，灸刺诸药不能治，抵当乌头桂枝汤主之。

此寒疝而兼表也。肝受寒风，乘克脾胃，故腹中痛。郁遏营卫不行于四肢，则逆冷而手足不仁；但身疼痛，是兼三阳表邪，所以灸刺诸药不能治。惟用乌头温散脏腑之寒风，桂枝汤和营卫而散表邪，方后云"如醉状，得吐者"，风欲上出，寒从汗出，即中病矣。

乌头桂枝汤

乌头

上一味，以水二升①，煎减半，去滓，以桂枝汤五合解之疑是煎之②，令得一升后，初服二合，不知即服三合，又不知，复加至五合。其知者如醉状，得吐者为中病。

---

① 以水二升：《金匮要略方论》作"以蜜二斤"。
② 疑是煎之：此四字原在"之"前，据文义改。

桂枝汤

桂枝三两，去皮　芍药三两　甘草二两　生姜三两　大枣十二枚

上五味剉，以水七升，微火煮取三升，去滓。

其脉数而紧乃弦，状如弓弦，按之不移。脉数弦者，当下其寒。脉紧大而迟者，必心下坚。脉大而紧者，阳中有阴，可下之。

此补上条疝病脉证不一，当辨风寒虚实而施治法也。脉数而紧，乃弦者，是紧脉而带弦，乃寒邪而兼风也。状如弓弦，按之不移，即弦脉而带紧，乃风邪而兼寒也。皆由肝风肾寒，乙癸同源，风寒两伤，互相致疝，邪正两实之证矣。脉数而弦，乃阴阳邪正有余，当下其寒，寒即外邪也。若紧大而迟，乃阳气虚，而阴寒邪实上逆，挟痰凝结于中，故心下坚，即当温补之法治之。但大为阳，紧为阴，是阴阳俱盛，为阳中有阴，所以紧弦数弦，皆可下之矣。

论曰：经谓任脉为病，男子内结七疝，乃血分为病也。督脉为病，少腹上冲心痛，不得前后，为冲疝者，风之为病也。邪客足厥阴之络，令人卒疝暴痛者，燥淫所胜也。肝所生病，为狐疝，丈夫㿗疝者，风湿流于筋也。三阳为病，发寒热，传为㿉疝，乃子母相乘之病也。足阳明筋病，㿉疝，腹筋急者，湿热流筋之合病也。心脉急而病名心疝，少腹当有形，乃心移寒于小肠也。心脉微滑为心疝，引脐小腹鸣者，心移风于小肠也。肝脉滑甚，为㿉疝，风之为病也。脾脉微大，为疝气，风热为病也。滑甚为㿉癃者，风入于血也。涩甚为肠㿉者，脾移湿于肠也。微涩为内㿉者，湿邪盛也。多下脓血者，肠澼之类也。肾脉滑甚，为癃㿉者，风湿传于肾也。阳明司天，丈夫㿉疝，妇人少腹痛者，燥淫所胜于肝也。而妇人无睾丸可征，故少腹肿

痛，则为疝矣。太阴在泉者，湿流于下也。太阳在泉皆为疝，少腹控睾，引腰脊上冲心者，寒淫所胜也。少腹控睾引腰脊，上冲心，邪在小肠，连睾系，属于脊者，寒胜移于腑也。以上诸条，总不出风寒六邪，侵入少腹气血，有形而为总司，《灵》《素》尽之，本经故不再陈，而独补其脉，与风寒入于肝肾无形而痛者为寒疝，但有表里传乘之变。如瘦人绕脐痛，乃风乘大肠之病也。腹痛脉弦而紧者，寒风乘脾也。腹中痛及胁痛者，肝脾俱病也。腹中痛，逆冷，手足不仁者，表里皆病也。用乌头煎、当归生姜羊肉、乌头桂枝诸汤，总属温经散邪而为大法。又分脉数弦者为风寒，肝肾内实而当下，脉紧大而迟者，为阳虚阴盛而当温。脉大而紧者，为阴阳邪正俱盛，阳中有阴而寒实，疝证繁多，是非一言可尽，欲求其备，当与《内经》《金匮》合参则备。

附　方

外台乌头汤，治寒疝腹中绞痛，贼风入攻五脏，拘急不得转侧，发作有时，使人阴缩，手足厥逆。方见上。

风寒内入肝肾，乘侮于脾，腹中绞痛，而贼风伤于五脏，皆可致病，故谓入攻五脏。邪入于经，则拘急不得转侧，由肝脉循阴器，使人阴缩，乘郁胃气不伸，手足厥冷，故用乌头驱散脏腑风寒，恐其过燥急烈，以蜜和中而润之。

外台走马汤，治中恶心痛，腹胀大便不通。

中恶之证，俗谓绞肠乌痧，即臭秽恶毒之气，直从口鼻入于心胸肠胃脏腑，壅塞正气不行，故心痛、腹胀、大便不通，是为实证，非似六淫侵入，而有表里虚实清浊之分，故用巴豆极热大毒，峻猛之剂，急攻其邪，佐杏仁以利肺与大肠之气，使邪从后阴一扫尽除，则病得愈。若缓须臾，正气不通，营卫阴阳，机息则死，是取通则不痛之义也。

巴豆二枚，去皮心，熬　杏仁二枚

上二味，以绵缠，槌①令碎，热汤二合，捻取白汁饮之，当下，老小量之。通治飞尸鬼击病。

外台柴胡桂枝汤，治心腹卒中痛者。

心腹卒中痛者，由风邪乘侮脾胃者多，而风气通于肝，故用柴胡、桂枝提肝木之气，驱邪外出，白芍以疏土中之木，甘草、人参调养脾胃之气，以半夏消痰，黄芩能清风化之热，姜、枣宣通营卫，俾微②汗出而病即愈。予以此方每于四时加减，治胃脘心腹疼痛，功效如神。

柴胡四两　黄芩一两　人参一两半　半夏六枚　大枣六枚　生姜一两半　甘草一两　桂枝一两半　芍药一两

上九味，以水六升，煮取三升，温服一升，日三服。

宿　食论五条　方一首

问曰：人病有宿食，何以别之？师曰：寸口脉浮而大，按之反涩，尺中亦微而涩，故知有宿食，大承气汤主之。脉数而滑者，实也，此有宿食，下之愈，宜大承气汤。方见痉。

此以脉辨宿食，有虚实也。经云：五脏六腑之气味，皆出于胃，变见于气口。此寸口脉浮而大，乃胃气充溢之象。按之反涩，尺中亦微而涩，即知胃中阳气过盛，营虚所致。恐津精血液，转眄③涸竭，愈难开解，故当大承气汤下之矣。数为阳盛，滑为阴气有余，乃血实气壅，水谷为病，然数滑为实，当

---

① 槌：同"捶"。

② 微：此字原不清，据和本补。

③ 转眄（xì细）：转眼，喻时间短促。

以味厚荡涤，则宿食能去，谓下之愈。

下利不欲食者，此有宿食也，当下之，宜大承气汤。

此伤食而致下利也。骤伤宿食，停滞胃中，壅遏升降之机不转，肠中水谷不分而下奔则利。宿食在胃，故不欲食，必当攻去宿食，利得止而即欲食，故宜大承气汤。若脉见浮洪无力，或胃家虚热，禁口不欲食者，又不可拘用此法矣。

宿食在上脘，当吐之，宜瓜蒂散。

此骤食停滞胃之上脘也。食壅上脘胸膈之间，脾气不得转输，当遵《内经》高而越之之法，用瓜蒂、香豉、赤小豆煎汤，涌吐，其邪立解矣。

瓜蒂散

瓜蒂一分，熬　赤小豆一分，熬

上二味，杵为散，以香豉①七合，煮取汁，和散一钱匕，温服之。不吐者少加之，以快吐为度而止。

脉紧如转索无常者，宿食也。

此寒食伤胃之脉也。经云：气口紧盛伤于食。此转索无常，即紧脉见于右手之寸关也。然胃虚气弱，寒食伤之，壅逆营卫阴阳，邪正相搏，脉如转索无常为紧，知伤宿食，若非寒食，则是胃受寒邪而致宿食也。

脉紧头痛风寒，腹中有宿食不化也。

此外感风寒以致宿食也。寒邪伤表，表里营卫气郁不行，以致未病先食之物停搁而不传化。曰脉紧头痛风寒，腹中有宿食不化，不必消食，但行解表散邪，食自化矣。尝见时流，一遇感冒，不别证之表里，胃之虚实，发表剂中杂投消导，先虚

---

① 豉：此字原不清，据和本补。

卷 十 ｜ 一〇五

胃气，邪陷致剧，病死不救，曷胜悲夫。

论曰：饮食于胃，全赖胃气充和，脾营纯粹，则无停搁之患。若伤脾胃气血津液，而食不传化，则病宿食矣。所以《金匮》以寸口脉浮而大，按之反涩，尺微而涩，乃辨气盛血虚之诊，脉数而滑，血实气壅之征，一实一虚，而示气血虚实，致病之因也。脉紧转索无常，乃寒食伤于胃，下利不欲食者，因食而致利，宿食在上脘者，邪实于上也，然宿食在胃则一，当分气血、虚实、寒热、表里、上下，而为治病之常。但脉紧头痛，是因风寒郁遏表气，以致内食不行，不可与宿食同论。本经虽有承气、瓜蒂吐下诸法，若稍涉虚者，必以补卫养营而兼化滞，则圆机在我，慎勿胶柱鼓瑟而治病也。

卷十一

五脏风寒论十九条　方二首

肺中风者，口燥而喘，身运而重，冒而肿胀。

此言风寒中脏之证，补《灵》《素》之不足也。肺与大肠为表里，风中于肺，相连大肠之气亦逆，而大肠主津，逆则津液不能上供于口，故口燥。肺气壅逆则喘。风主上行，又主掉眩，上盛下虚，故身运而重。气郁不行，冒而肿胀也。

肺中寒，吐浊涕。

此寒凝津液之病也。肺脏属凉，寒中于肺，以寒从凉，肺气敛而壅逆，通调失职，津液不布，化为浊涕而吐也。

肺死脏，浮之虚，按之弱如葱叶，下无根者，死。

经云：厌厌聂聂，如落榆荚，上下轻浮而软，为肺平。此浮之虚，按之弱如葱叶，下无根者，是有浮上之气，而无下翕之阴，阳无阴摄而离散，即经谓：如风吹毛，曰肺死。

肝中风者，头目𥆧，两胁痛，行常伛，令人嗜甘。

肝脉循督脉会于巅，开窍于目，风入于肝，其性上摇，故头目𥆧。邪正相搏，则两胁痛。伛者，伛偻①之状也，肝主筋，而膝为筋之府，肝脏受邪，精不输于筋膝，筋枯不伸，故行常伛。木盛乘吸胃中津液，胃虚求救，令人嗜甘也。

肝中寒者，两臂不举，舌本燥，喜太息，胸中痛，不得转侧，食则吐而汗出也。

---

① 伛偻（yǔlǔ 雨吕）：驼背。

此肝受微寒，与秋燥同治也。肝受寒邪乘脾，脾郁则肺气亦郁不升，所以两臂不举。肝脉循喉咙之后，上入颃颡①，挟舌本，邪郁经隧，津不至喉则舌本燥。然肝郁则胆气不伸，故喜太息。母邪上逆于心，则胸中痛。肝之经络自病，所以不得转侧。木郁无暇疏通稼土，则胃不受食，食则吐。母邪临子，故汗出也。

肝死脏，浮之弱，按之如索不来，或曲如蛇行者死。

肝属木而主温，其脏藏血，经谓微弦，轻虚而滑，为肝平。此见浮之弱，是阳气不足，阴邪有余也。微阳不能鼓动于脉，故按之如索不来，乃阳虚不能前导，努力奔挣。为曲如蛇行，即经谓：新张弓弦，曰肝死。

肝着，其人常欲蹈恐是搯字。**其胸上，先未苦时，但欲饮热，旋覆花汤主之。**臣亿等校诸本，旋覆花汤方皆同。

此肝邪痹于血分也。气分受邪，而传于血，血涩不利而痹，谓之肝着，如胸痹之类。第胸痹，是上焦阳虚受寒，此肝虚受风，较之胸痹痛而不甚也。肝脉属肝络胆，上贯膈，布胁肋，循喉咙，邪气随经注逆胸膈，营卫不利，郁闷胀疼，常欲掏其胸上，以舒痹着。然其邪乃举止有时，或阳明燥胜而发，或厥阴风胜则息，故曰先未苦时，即将发未发之时，邪欲凌胃，所以但欲饮热，助其胸胃之阳，冲开肝着之气，则痛胀少疏，经谓厥阴之胜，胃脘如寒之义也。故用旋覆花，咸温软坚散结，以葱助其驱风而下饮逆，新绛引入血分宣血，俾血行则风灭，着自开矣。

心中风者，翕翕发热，不能起，心中饥，食即呕吐。

此心之经络受风也。心为君火，风中经络，风火相煽，邪向于表，则翕翕发热，翕翕者，若短羽之鸟，几几而热也。心为一身之主，病则主不明十二官危，故不能起。风火合扰于胃，则心中饥。子母气逆，食即呕吐矣。

心中寒者，其人苦病，心如啖蒜状，剧者心痛彻背，背痛彻心，譬如虫注，其脉浮者，自吐乃愈。

此经络受寒也。心为君主之官，神明出焉，若邪中心，则为真心痛，顷刻而死矣。此微寒客于经络，内郁心火，胸中嘈搅麻辣为苦，故喻心如啖蒜状。剧者，邪气盛而郁搏为痛，经俞相引，所以心痛彻背，背痛彻心，即经谓寒气客于背俞之脉，其俞注于心，相引而痛也。若缓者，邪正缠绵而不甚痛，譬如虫注，绵绵不绝矣。脉浮者，乃受风邪所致，风欲上出，而非寒郁，所以自吐即邪去乃愈。

心伤者，其人劳倦，即头面赤而下重，心中痛而自烦，发热，当脐跳，其脉弦，此为心脏伤所致也。

此辨心气内伤多而风寒少也。心伤则主不明，十二官危，故人劳倦，心既受伤，神气不摄，火反上升，故头面赤而下重。内郁则心中痛而自烦。然心虚则火越于外，所以发热。心虚不治，水欲上陵，故当脐跳。子盗母气，其脉见弦，乃心脏受伤所致也。

心死脏，浮之实如麻豆，按之益燥疾者死。

心主脉，而气为阳，血为阴，气血流利，脉亦润泽，则心无病，经谓如循琅玕，曰心平。此浮之实如麻豆，乃失润泽之气，纯是狂阳躁急，按之益躁疾者，阴亦急烈无抵，阴阳俱盛，正气败绝，所以主死。

邪哭恐是入字使魂魄不安者，血气少也。血气少者，属于心，心气虚者，其人则畏，合目欲眠，梦远行而精神离散，魂魄妄行。阴气衰者为颠①，阳气衰者为狂。

　　此明颠狂同属于心，但有气血之分也。心为君主之官，神明出焉，但气为阳，血为阴，气血虚而六淫感入，则为癫狂。或无外邪侵入，即是他脏之气厥逆乘心，亦能为病，所以总谓邪入使魂魄不安。盖心主血，而血气少者，皆属心虚，若心气虚，则神识不敛，其人则畏，合目欲眠，梦远行，精神离散，魂魄妄行，因心之血虚，而阳神不守散越故耳。经云：邪之所凑，其气必虚。而虚者受邪，若心阴之虚，他脏之阴乘于血分，阴凝气滞，厥逆气喘，晌仆痰涎，神识昏冒，所谓阴气衰者为颠，即重阴而为癫痫是也。若心阳之虚，则他脏之阳乘于气分，阳邪炽盛，暴烈躁急，踰垣上屋，妄言骂詈，所谓阳气衰者为狂，即重阳者，为狂是矣。

　　脾中风者，翕翕发热，形如醉人，腹中烦重，皮目瞤瞤而气。

　　此子虚就母为病也。火土而为子母，贼邪伤脾，子邪乘母，故翕翕发热。夫脾主四肢，而又主困，风入于脾，气郁不行，四肢急惰，故形如醉人。然外风内湿相合，气滞于内，则腹中烦重。气虚不达于肌肉，皮目则瞤瞤。母病子虚，肺金无赖，故短气也。

　　脾死脏，浮之大坚，按之如覆杯，洁洁状如摇者死。

　　论曰：此五脏中风中寒之"中"字，须要看得活变，即小邪中里，四时感冒，脏受风寒，本经自病现证而言，毋做风痹中风之谓也。但脾中寒，肾中风、中寒乃因脱简，无文可补，予拟《伤寒论》中，太阴自利不渴而补为寒，少阴黄连阿胶汤

---

① 颠：同"癫"。下同。

证补为中风，通脉四逆汤证补为中寒，不识以为何如。

经谓和柔相离，如鸡践地，应不浮不沉，不疾不迟，为脾之平脉。若浮之大坚，是阳邪过强，按如覆杯，阴邪亦盛，经谓重强是矣。洁洁状如摇者，乃邪盛正虚，阴阳奔迫欲脱之象，即经谓锐坚曰脾死。

跌阳脉浮而涩，浮则胃气强，涩则小便数，浮涩相抟，大便则坚，其脾为约，麻仁丸主之。

此诊跌阳则知胃腑与脏病也。浮属胃阳邪盛，为胃气强。涩属脾阴血虚而津液不足，脾胃受邪下逼膀胱，故小便数。然脾血既衰，阳气过盛，约束胃中津液不濡肠间，为浮涩相抟，大便则坚。因脾约束，胃津不濡，故曰其脾为约。所以麻仁、芍药生养脾血而润肠胃之燥，大黄、枳、朴、杏仁下气宣行阴分之结，因阴虚津涸，不宜峻涤，故以丸药缓攻耳。

麻仁丸

麻仁二升　芍药半斤　大黄一斤　枳实一斤，炙　厚朴一尺，去皮
杏仁一升，去皮尖，熬别作脂

上六味，末之，炼蜜和丸桐子大，饮服十丸，日三服，渐加以知为度。

肾着之病，其人身体重，腰中冷，如坐水中，形如水状，反不渴，小便自利，饮食如故，病属下焦，身劳汗出，衣里冷湿，久久得之，腰以下冷痛，腹重如带五千钱，甘姜苓术汤主之。

此寒湿浸淫肾之经络病也。腰为肾府，寒湿浸淫于腰，痹着肾之经络，气血不得转运，故身体重，下连带脉，则腰中冷，如坐水中，形如水状，名曰肾着。而脏腑胸腹之里无病，所以反不渴，小便自利，饮食如故，病属下焦肾部，躯壳受邪也。

此因身劳汗出，得之衣里冷湿，而湿为阴邪，痹于下焦，阳郁不得轻跷，邪应于外，则腰以下冷痛，内应则腹重如带五千钱，以甘、术、姜、苓温经健脾，导湿而清其源，则不治肾而着自愈矣。

甘姜苓术汤

甘草二两　白术二两　干姜四两　茯苓四两

上四味，以水五升，煮取三升，分温三服，腰中即温。

肾死脏，浮之坚，按之乱如转丸，益下入尺者，死。

肾以精血为体，脉宜沉实而滑，反见浮坚，乃阴水全亏，阳泛于上也。按之乱如转丸，则阴阳邪正奔迫，将欲散脱矣。益下入尺者，阴绝阳陷不至，以故主死。

问曰：三焦竭部，上焦竭，善噫，何谓也？师曰：上焦受中焦气未和，不能消谷，故能噫耳。下焦竭，则遗溺失便，其气不和，不能自禁制，不须治，久则愈。

此上下二焦病，从中焦后天而致也。经云上焦如雾，下焦如渎，中焦如沤。沤者，就如水之与泡相连为一，诚有阴阳之分，而泡为阳，水为阴，泡之下水之上，即是中焦分出上下二焦，阴阳平半矣。经谓食入于胃，长气于阳。故上焦之气，全赖中焦胃气冲和，则能生长上下二焦之气。曰上焦受中焦气，若中焦胃病，阴阳未和，不能消谷，而长气于上焦，浊邪反冲于心，心不受邪，故能噫耳。若胃中浊湿下流肾间，胃关不阖，不能自禁制，遗溺失便矣，所以不须治其上下二焦，须调中焦，以待气和，则二焦之病自愈，若果属上下二焦自病，何云不须治耶。

师曰：热在上焦者，因咳为肺痿。热在中焦者，则为坚。热在下焦者，则尿血，亦令淋闭不通。大肠有寒者，多鹜溏。

有热者，便肠垢。小肠有寒者，其人下重便血，有热者必痔。

此分上中下三部治病也。心肺居上为上焦，邪热在上，势必刑金，肺热叶焦，因咳而为肺痿。夫中焦乃脾胃所主，邪热在中，与燥屎痰饮相结，而成痞满、消瘅、鼓胀之类，谓之坚也。盖下焦，肝肾膀胱大小肠所主之处，或肾水虚衰，热陷下焦，则尿血淋闭不通。或大肠受寒传道失职，水谷混杂不分，而为鹜溏，鹜乃鸭也，盖鸭乃一生无干粪，水屑相杂，故为鹜溏。若热邪陷于大肠，蒸腐津液，化而为脓，故便肠垢，或小肠受寒，寒凝血滞，而血不上升，故下重便血。有热者，湿热流于大肠，而注于肛，湿火刑金，故必痔也。

积　　聚论二条

问曰：病有积、有聚、有䅽气，何谓也？师曰：积者，脏病也，终不移，聚者，腑病也，发作有时，展转痛移，为可治，䅽气者，胁下痛，按之则愈，复发为谷气。

此腹中痛疾，大概有三：曰积，曰聚，曰䅽气也。仲景自下注曰：积者脏病。积因风寒暑湿感于脏阴，并挟痰饮气血，凝结成块，黏着一处，故终不移，而为积，难治也；聚者，腑受六淫，邪正抟聚，隐伏不定，随气流动，发作有时，展转痛移，无形相依为聚，故为可治；䅽气者，由于胃气不充，食入于胃，清浊不分，凝积胁下成块，邪正相搏而痛，以手按之气散则愈，手起邪气复聚而复痛，是为谷气之验也。

诸积大法：脉来细而附骨者，乃积也。寸口，积在胸中。微出寸口，积在喉中。关上，积在脐旁。上关上，积在心下。微下关，积在少腹。尺中，积在气冲，脉出左，积在左；脉出右，积在右；脉两出，积在中央。各以其部处之。

此积脉分部位而定治也。外感风寒，与痰饮凝结脏气成积，而脏真之气，不充于经，脉则来细。积气沉郁于内，故附骨也。然积之一证，非尽有形，或六淫之气侵入于内，不挟痰食，附于空处，亦可为积，尝见积聚之脉，有沉迟紧缓滑涩弦数，又当以寒热虚实之别，不尽细而附骨也。盖寸口主上，经谓上竟上者，胸喉中事也。脉见于寸，积在胸中。微出寸口，即寸上微出分许，积在喉中。关上乃阴阳交界，所以积在脐旁。关前主阳，而上关上，故在心下，微下关，乃交于阴，积在少腹。而尺居纯阴之位，积在气冲，然脉出左手，气应于左，积居在左；脉出右手，气应于右，积居在右；脉出两手，乃营卫气血交会于中，虚而受邪，故积在中央。若见左右、中央、上下之积，即当以其部位而处治也。盖《灵》《素》有玄癖、肠覃、伏梁、息奔、肥气、奔豚、痞块，名状悉具，仲景不复重出，但补其脉耳。

卷十二

痰 饮论二十一条 方十一首 附方一首

问曰：夫饮有四，何谓也？师曰：有痰饮，有悬饮，有溢饮，有支饮。

此以四饮为饮病之大纲也。痰饮起于胃中，溢出胃外，上下左右脏腑表里，随其虚处受病，非仅痰饮、悬饮、溢饮、支饮，可尽其名，所以下出诸条而互明也。

问曰：四饮何以为异？师曰：其人素盛今瘦，水走肠间，沥沥有声，谓之痰饮。饮后水流在胁下，咳唾引痛，谓之悬饮。饮水流行，归于四肢，当汗出而不汗出，身体疼重，谓之溢饮。咳逆倚息，短气不得卧，其形如肿，谓之支饮。

此四饮之由而兼证也。四饮虽殊，其源同出于胃。《内经》总谓溢饮者，渴暴多饮，而溢入肌皮肠胃之外也。又谓饮入于胃，游溢精气，上输于脾，脾气散精，上归于肺，通调水道，下输膀胱，水精四布，五经并行。如是则津液布于周身，气血充于肌肉，而无痰病矣。脾虚失其常度，而脾不散精，肺不通调，水精不布，津液水饮化为痰饮，则五脏失受胃济，真气不充于肌肉，所以其人素盛今瘦。若痰饮从胃下流于肠，如水走肠间，沥沥有声，经谓溢入于肠也。饮后水流在胁下者，乃饮积于胃，腠理不密，如汗漐漐，横溢胃外，流于胁下，而为悬饮，悬饮者，犹物悬挂其处之义也。胁乃阴阳之道路，悬饮阻抑往来之气，咳则气吸吊动于胁，咳唾则引痛矣。盖脾肺之气不能转运，饮水流行，泛于四肢皮肤肌肉之间，即当汗出而散，设不汗出，疑逆经隧，身体疼重而为溢饮，经谓溢入肌皮是也。若溢出于胃，从下注上，贮于胸膈之间，壅遏肺气上逆，而内则咳逆倚息，短气不得卧。外应皮毛，肺气壅而不行，则如肿，故为支饮也。

水在心，心下坚筑，短气，恶水，不欲饮。水在肺，吐涎沫，欲饮水。水在脾，少气身重。水在肝，胁下支满，嚏而痛。水在肾，心下悸。

此邪气壅逆致饮也。饮之为病，《内经》但言溢入肌皮肠胃之外，仲景推广其义，曰肠间，曰胁下，曰四肢，曰胸膈，及于五脏，要知各随虚处现证，无所不至矣。或谓脾气不运，津液化为痰饮，但言其常，有五脏气虚，邪袭成痰，言其变也。若包络膻中，宗气虚而痰饮随虚上溢，贮于胸中，或邪实不宣，抑郁心火，火不能降，水欲上陵，而不能升，水火相持，故心下坚筑如痞气之类。阻抑呼吸不利则短气，第水为心贼，故恶而不欲饮也。

肺主呼吸，行营卫而布津液，虚则通调失职，水饮反溢于肺，实则气壅不宣，津化为痰，随气上溢，故吐涎沫，涎沫去而肺热虚燥，故欲饮水而润之。

脾具乾健之阳，为生化之源，与胃行其津液，虚则水饮不行，反积在脾；实则痰壅，而脾气不运，五脏无赖则少气，阴湿滞而阳气郁，故身重也。

肝经布于两胁，与胆为表里，肝虚则胆亦虚，东方生气不升，津化为饮，反流胁下；实则生气不升，痰阻经隧，胁下支满，然嚏则气促于胸，故痛也。

肾为胃关，相火寄之而为决渎，肾气虚实，关门皆致不利，饮反流肾，肾阴盛而欲上陵心，君主不宁，心下悸也。

夫心下有留饮，其人背寒，冷如掌大。留饮者，胁下痛引缺盆，咳嗽则辄已。胸中有留饮，其人短气而渴，四肢历节痛，脉沉者，有留饮。

此三条互明饮随虚处而入也。心下即胸膈之间也，背为胸之腑，全赖宗气宣布，令胸中旷若太虚，其或气虚，则心下之留饮溢于胸中，偏着于背，阻抑肾督二脉不升，则胸背不温，故背寒冷如掌大。

饮流胁下，郁遏厥阴经气不宣，故痛引缺盆，然咳嗽则气往上提，提通缺盆胁下之气，则辄已，此复补悬饮之未备耳。

饮留胸中，偏阻肺之呼吸不利，其人则短气。心火不能下降，而反上灼喉舌则渴。壅逆肺之治节，周身气不宣行，痰饮横流于四肢关节，为历节痛，此明支饮，甚则变为溢饮矣。盖留饮乃气郁水积，故谓脉沉者有留饮也。

膈上病痰，满喘咳吐，发则寒热，背痛腰疼，目泣自出，其人振振身𥆧剧，必有伏饮。

此伏饮招邪发病也。肺与膀胱为子母，其气呼吸相通，然太阳之气上贯于胸膈，太阴之气下达于膀胱，二气不利，则饮留胸膈，以致阳腠不密，内饮而招外邪袭入，内外合邪，壅逆肺气，则膈上病痰满喘咳。但膀胱外受其邪，发则吐而寒热，背痛腰疼，目泣自出。而招邪发病，乃因痰湿阴胜而致卫阳气泻，所以其人振振身𥆧剧，故曰必有伏饮。

夫病人饮水多，必暴喘满，凡食少饮多，水停心下，甚者则悸，微者短气。脉双弦者寒也，皆大下后虚，脉偏弦者饮也。

此外感停水成饮也。邪热乘脾，脾肺困极，故饮水多。转输失职，则水停心下。入脾射肺，必暴喘满。脾虚胃热，则食少饮多。甚者，气弱不化，反挟肾阴凌心，则悸。微者，但阻肺气不利，而为短气。盖水停由于大下伤脾，阳不运化，以致水泛木浮，故脉双弦，弦者，减也，乃胃阳气减，故为寒也。如双弦之脉，非不属饮，乃伤脾阳，水泛于脾，当救阳气为急，故不言饮而言寒。偏弦乃属木火炽旺，火炎土燥而生热痰，即当平肝逐饮，故谓饮也。

　　肺饮不弦，但苦喘短气。支饮亦喘而不能卧，加短气，其脉平也。

　　此明肺饮、支饮，脉不弦也。痰饮之源，由于木盛制脾，不与胃行津液，化而为饮，故脉见弦。此因肺气自伤，通调失职，不能布散津液，化为痰饮，存贮胸膈，阻抑呼吸，肺气不得升降，苦喘短气，不因木旺乘脾致饮，故脉不弦，乃指水在肺之脉。支饮因上焦宗气虚而脾土不温，津液化为痰饮，随虚上溢胸中，壅逆宗肺胃气不得升降，喘不能卧，而加短气，亦不由木邪乘土，故脉平而不弦，即水在心是也。

　　病痰饮者，当以温药和之。

　　此言痰饮属阴，当用温药也。脾失健运，水湿酿成痰饮，其性属湿而为阴邪，仲景阐发岁土太过，湿淫于内，治以苦热之旨，故当温药和之，即助阳而胜脾湿，俾阳运化湿自除矣。

　　心下有痰饮，胸胁支满，目眩，苓桂术甘汤主之。

　　此出支饮之方也。心下痰饮由于清阳不运，肝肾之阴，反溢于上，津液化痰，贮于胸膈，则胸胁支满目眩。方用桂枝辛温和营卫而通阳气，甘草、白术健脾燥湿而治风眩，水湿同类，所以茯苓泻肾而伐痰饮之源，故方后云服之"小便则利"。

苓桂术甘汤

茯苓四两　桂枝三两　白术三两　甘草二两

上四味，以水六升，煮取三升，分温三服，小便则利。

夫短气有微饮，当从小便去之，苓桂术甘汤主之，肾气丸方亦主之。方见妇人杂病中。

此治微饮出方也。呼出心与肺，吸入肾与肝，若心肺阳虚不运，微饮畜于心下，呼气不得归源而短气者，用苓、桂通阳渗湿，术、甘培脾转运输渗，微饮自从小便而去。盖少阴为枢，肝肾阳虚，开阖失职，水饮下流于肾，阻抑吸气，不归于肾而短气者，当以肾气丸益火之源，俾阳机健运，开阖有权，清浊分而微饮自从小便而去，故肾气丸亦主之，即水在肾之正方也。要知苓桂术甘治脾虚水泛为的，肾气丸阴阳开阖有权，乃治肾虚湿淫。此为二大法门也。

病者脉伏，其人欲自利，利反快，虽利，心下续坚满，此为留饮欲去故也，甘遂半夏汤主之。

此伏饮之方也。留饮壅积心下，阴霾阳郁，以致营卫不利，经隧不通，脉则伏矣。然阳气虽被阴邪所困，或时努力伸舒，伏饮无所容聚，故欲自利。而利去痰饮，心胸即觉反快，第阳气偶得伸舒而自利，然终不能恒敌其阴，所以留饮虽去，而不能尽除，仍复心下续坚满。故当乘其阳气转动之机，以半夏涤饮，芍药收阴，但甘草与甘遂相反，用之何也？盖痰饮结伏，心下坚满，所以借其反乱之势，而居拨正之功，努力分争，俾伏饮无地可容，划尽坚磊之根，胸中即得太虚之旷，可为鹬蚌相争，渔翁得利。恐急烈太骤，致伤真气，以蜜和之，而制其毒。

甘遂半夏汤

甘遂大者三枚　半夏十二枚，以水一升煮取半升，去滓　芍药五枚
甘草如指大一枚，炙。一本无

上四味，以水二升，煮取半升，去滓，以蜜半升和药汁，

煎取八合，顿服之。

脉浮而细滑，伤饮。脉弦数，有寒饮，冬夏难治。脉沉而弦者，悬饮内痛，病悬饮者，十枣汤主之。

此饮脉有寒热表里之分也。津液化饮而不化血，经脉无济，故脉浮细滑，盖滑属阴气有余而为水象，见浮细之中而带滑，为伤饮也。脉弦数者，木火过盛，土郁不伸，水湿不流，化而为饮，饮乃属阴，故为寒饮。若冬月脉应沉静而反弦数，夏月阳气旺而反得水湿之饮，脉证与时相违，曰冬夏难治。沉为水郁于里，弦主卫气不行，津液凝滞，化而为饮，流注胁下，故为悬饮，饮阻阴阳道路之气不宣，则内痛也。是以十枣调固脾胃而运水湿，大戟、芫花、甘遂，共逐脏腑经络之痰饮，俾饮去则元气自复，所以不畏其峻，即水在肝之主方也。

十枣汤

芫花熬　甘遂　大戟各等分

上三味捣筛，以水一升五合，先煮肥大枣十枚，取八合，去枣，内药末，强人服一钱匕，羸人服半钱，平旦温服之。不下者，明日更加半钱，得快之后，糜粥自养。

病溢饮者，当发其汗，大青龙汤主之，小青龙汤亦主之。

此出溢饮之方也。溢饮者，风寒伤于胸膈，表里气郁不宣，则饮水流行，归于四肢，皮肤肿满，当汗出而不汗出，身体疼重，此表里风寒两伤，偏于表寒多者，故以麻桂二汤去芍药加石膏为大青龙，并驱表里之邪，石膏以清风化之热，使阳气通，而邪从汗解，饮从下渗。或因寒邪而偏伤于内，脾胃气逆，痰饮溢出躯壳肌肉之间，浮肿疼重者，当以小青龙汤逐痰解表，使内外之饮，无地可容，故小青龙亦主之。

大青龙汤

麻黄六两，去节　桂枝二两去皮　甘草二两，炙　生姜三两　杏仁四十个，去皮尖　大枣十二枚　石膏如鸡子大，碎

上七味，以水九升，先煮麻黄，减二升，去上沫，内诸药，煮取三升，去滓，温服一升，取微似汗，汗出多者，温粉粉之。

小青龙汤

麻黄三两，去节　甘草三两，炙　桂枝三两，去皮　芍药三两　五味半升　干姜三两　半夏半升　细辛三两

上八味，以水一斗，先煮麻黄，减二升，去上沫，内诸药，煮取三升，去滓，温服一升。

膈间支饮，其人喘满，心下痞坚，面色黧黑，其脉沉紧，得之数十日，医吐下之不愈，木防己汤主之。虚者即愈，实者三日复发，复与不愈者，宜木防己汤去石膏加茯苓芒硝汤主之。

此风寒并举而出治法也。风寒入内，阻遏脾肺之气，津液不行，化为痰饮，凝塞胸膈，射肺则喘满，寒凝心下而为痞坚。肾邪上应，其色黑，即鼻头色微黑，有水气之义也，所以甚者面色黧黑。其脉沉紧者乃寒入于营之脉，邪机内向，所以吐下之而不愈。而医者不识风寒两邪，单用木防己汤，然而防己味辛气温，能散留饮结气，又主肺气喘满。石膏辛甘微寒，主心下逆气喘急，而清风化之热，人参消膈饮而补心肺不足，以桂枝辛热通血脉开结气而驱风。此但治其风，若风邪壅逆气分者，服之风去即愈，谓虚者即愈。若挟寒邪入于血分，深连下焦，第风去而寒实未除，虽愈，故三日复发，所以复与木防己汤而病不愈，故就以此汤去石膏气分之药，加芒硝，入阴以开痰结，驱逐病根，茯苓以伐肾邪，兼泻心下之痞耳。

木防己汤

木防己三两　石膏鸡子大，十二枚　桂枝二两　人参四两

上四味，以水六升，煮取二升，分温再服。

木防己去石膏加茯苓芒硝汤

木防己二两　桂枝二两　茯苓四两　人参四两　芒硝三合

上五味，以水六升，煮取二升，去滓内芒硝，再微煎，分温再服，微利则愈。

心下有支饮，其人苦冒眩，泽泻汤主之。

此即水在心之主方也。心脾阳气不振，津液水湿，混化为饮，上溢胸膈，膈火上焰，故苦冒，水流入肝，则眩也。所以白术健脾燥湿，使水不聚化痰而上逆，泽泻味咸入肾，以泻水饮之源，俾支饮去而眩冒自止。

泽泻汤

泽泻五两　白术二两

上二味，以水二升，煮取一升，分温再服。

支饮胸满者，厚朴大黄汤主之。

此胸满上焦病也。厚朴大黄，即小承气汤，原为疏涤伤寒气分无形热结而设，此支饮胸满，性属浊阴而溢上焦，当以温药和之，设误以小承气中焦寒润之药而治上焦之满，则诛伐无过，增害不浅。或因外感热邪，传于胃腑，燥烁津液，饮水过多而成支饮胸满，用之通其热结，俾支饮自化。若脉双弦，又不可用。予窃思非仲景本意，编书者误也。

厚朴大黄汤

厚朴一尺　大黄六两　枳实四枚

上三味，以水五升，煮取二升，分温再服。

支饮不得息，葶苈大枣泻肺汤主之。方见肺痈中。

此支饮偏溢于肺也。支饮贮灌胸膈，上注于肺，气逆则呼吸难以通彻，故不得息。然急则治标，所以大枣养胃和中，葶苈以泻肺实，脾肺气通调，脾得转输，则支饮下渗，即水在肺之方也。

呕家本渴，渴者为欲解，今反不渴，心下有支饮故也。小半夏汤主之。

此支饮上溢而呕之方也。凡外邪上逆作呕，必伤津液，应当作渴，故谓呕家本渴，渴则病从呕去，谓之欲解。若心下有支饮，停蓄胸膈制燥，故呕而不渴，则当治饮。所以生姜散邪，半夏涤饮，呕自止矣。

小半夏汤

半夏一升　生姜半斤

上二味，以水七升，煮取一升半，分温再服。

腹满，口舌干燥，此肠间有水气，己椒苈黄丸主之。

此水走肠间沥沥有声之方也。大肠气虚，传道失职，则饮走肠间而作腹满，盖大肠主津，津因饮滞，亦化为饮，而不上供于口，故口舌干燥，谓肠间有水气也。然大肠受饮，肺气亦壅，不能通调水道，下达膀胱，故用葶苈先泻肺壅，使气下通，则传道得职，合大黄、椒目，以逐肠间之水从下而出，防己风湿并驱，共成涤饮之功耳。

己椒苈黄丸

防己　椒目　葶苈熬　大黄各一两

上四味，末之，蜜丸如梧子大，先食饮服一丸，日三服，稍增，口中有津液，渴者，加芒硝半两。

卒呕吐，心下痞，膈间有水，眩悸者，小半夏加茯苓汤主之。

此病中卒然呕吐之辨也。若因他病致虚中上二焦之气，水蓄膈间，而挟外邪上逆，水亦随之欲出，故卒呕吐。邪挟痰饮持于心下，则心下痞，溢心则悸，流肝则眩。所以生姜散邪而止呕，半夏以消上逆膈间之饮，助以茯苓渗导饮湿下行，则痞结开而呕自止。此凡呕吐之主方也。

小半夏加茯苓汤

半夏一升　生姜半斤　茯苓三两，一云四两

上三味，以水七升，煮取一升半，分温再服。

假令瘦人脐下有悸，吐涎沫而颠眩，此水也，五苓散主之。

此瘦人积饮，与肥人不同也。瘦人之体，肾水不充，木火素旺，脾阴必虚，火炎土燥，燥热气壅，胃关热闭，不得转输，胃湿下流，以合肾邪反来陵心，故脐下悸。胃中津液水饮，化为痰饮，逆上抵于口舌，故吐涎沫。饮郁火气不得下达，而反上冲，则作颠眩。然水蓄下焦，必使下出为顺，故以五苓宣导水湿，使从小便而去，肾水得以自宁。此水在肾，心下悸之方也。

五 苓 散

泽泻一两一分　猪苓三分，去皮　茯苓三分　白术三分　桂枝二分

上五味，为末，白饮服方寸匕，日三服，多饮暖水，汗出愈。

论曰：痰乃邪郁气逆，津液所化，饮因邪郁外水内蓄而成，二者之质虽别，其治则一也。经谓溢饮者，渴暴多饮，溢入肌皮肠胃之外。一言包括妙义无穷，而《金匮》推广其义，曰四

饮，曰五脏，曰背寒冷如掌大，胁下痛引缺盆，四肢历节痛，吐，发寒热，背痛腰疼，甚者则悸，微者短气，胸胁支满目眩，种种诸证，皆从胃中一源流出，但标现不同。故立苓桂术甘汤、肾气丸温药，以治寒邪致饮之本。甘遂半夏汤反剂，以治伏饮之标。十枣汤峻剂，以治悬饮内僻。大小青龙汤以治风邪而致饮溢于表。木防己汤凉剂，宣治风寒两感之热饮。泽泻汤渗剂，以治冒眩气虚之饮。厚朴大黄汤下剂，以治热结之停饮。葶苈大枣汤泻剂，以治痰实于肺。小半夏汤润剂，以治饮停上逆而呕。己椒苈黄丸通剂，以治肠间之饮。小半夏加茯苓平剂，以治呕痞眩悸。五苓散渗剂，专治下焦肾气郁闭之饮。而仲景以慧光普照，周遍表里脏腑，上下气血，虚实寒热诸法，示人临证，虽证变无穷，自能方变无穷，若以成方疗病，诚百病未有一二相恰其毂，当参方论之意，不可执用方论之方，凡病皆然，则为良工。

附　方

外台茯苓饮，治心胸中有停痰宿水，自吐出水后，心胸间虚，气满不能食，消痰气，令能食。

脾虚不与胃行津液，水蓄为饮，贮于胸膈之间，满而上溢，故自吐出水后，邪去正虚，虚气上逆，满而不能食也，所以参、术大健脾气，使新饮不聚，姜、橘、枳实，以驱胃家未尽之饮，日消痰气，令能食耳。

茯苓三两　人参三两　白术三两　枳实二两　橘皮二两半　生姜四两

上六味，以水六升，煮取一升八合，分温三服，如人行八九里，进之。

咳　　嗽 论十一条　方五首

此与肺胀痈痿之咳嗽不同，而肺胀痈痿，乃陡起之证，此因饮蓄相抟而咳，所以另立一门也。

久咳数岁，其脉弱者可治，实大数者死，脉虚者必苦冒，其人本有支饮，在胸中故也，治属饮家。

此当与前膈上病痰满喘咳之条参看，则合《金匮》之意，然列咳嗽于痰饮之后，乃因痰饮致咳而立言也。盖久咳数岁，是非虚劳咳嗽，乃脾肺素本不足，肺气滞而不利，津化为饮，上溢胸中肺叶空窍之处，即支饮伏饮之类。内之伏饮相招风寒袭人，内外合邪而发，世谓痰火，屡屡举发者是矣。然久咳必是邪正两衰，其脉故弱，脉证相应故为可治。实大数者，邪热炽盛，阴气大亏，甚者必造于亡，故主死也。脉虚者，乃上焦膻中宗气不布，痰饮浊阴上溢胸中，气逆上冲，所以苦冒，冒者，瞑眩黑花昏晕之类，因其人本有支饮，存蓄胸中，则当治其支饮，而咳自宁，故治属饮家。

咳家其脉弦，为有水，十枣汤主之。方见痰饮门。

此悬饮脉弦致咳，当治水也。木盛则脉弦，乘脾则致饮不消，为有水，水饮射肺则咳，因水致咳，故以十枣安和脾胃，大戟芫花峻逐停蓄之水，俾水去则土强，而咳自止。

夫有支饮家，咳烦，胸中痛者，不卒死，至一百日或一岁，宜十枣汤。

此支饮而咳，当救阳也。上焦乃清阳主之，阳虚则支饮上溢胸鬲膻中，抑郁心火不得下通，反淫于肺，则咳烦胸中痛。饮拒胸间，清阳气乱，阳伤阴盛，故当卒死。其或阳气未至败绝，而不卒死，或至百日，或一岁，势必阴邪击剥阳气散脱则死，故用十枣汤急逐其邪，俾阳得攸宁，则咳烦自止，未必尽至于死也。

咳逆倚息不得卧，小青龙汤主之。方见痰饮中。

此表里合邪之治也。肺主声，变动为咳，胸中素积支饮，招邪内入，壅逆肺气，则咳逆倚息不得卧，是形容喘逆不能撑持体躯，难舒呼吸之状也。故用小青龙之麻桂甘草，开发腠理，以驱外邪从表而出。半夏细辛温散内伏之风寒，而逐痰饮下行。干姜温肺行阳，而散里寒。五味白芍以收肺气之逆，使表风内饮一齐而解。此乃寒风挟饮咳嗽之主方也。

青龙汤下已，多唾口燥，寸脉沉，尺脉微，手足厥逆，气从少腹上冲胸咽，手足痹，其面翕热如醉状，因复下流阴股，小便难，时复冒者，与茯苓桂枝五味甘草汤，治其冲气。

此下皆服小青龙汤，外邪解而里饮未除，扰动内阳之变也。表邪虽退，内饮未消，拒格胸间，心火不得下达，反刑肺金，则多唾口燥，犹如肺痿之类也。但饮为阴邪，而内僻则阳气衰微，故寸脉沉，下焦阳微，故尺脉微，而手足厥逆。因服青龙散剂扰乱下焦虚阳，即随冲任之脉，厥而上行，故气从少腹，上冲胸咽。至于手足痹而不用，真阳以挟胃热上冲，其面翕热如醉状，冲气复反下流阴股，不归肾间，而行决渎，故小便难。冲气往返，扰动胸中留饮，则时复冒，故易桂、苓以逐冲气归源，五味收敛肺气之逆，甘草安和脾胃，不使虚阳上浮，此乃救逆之变方也。

桂苓五味甘草汤

桂枝四两，去皮　茯苓四两　五味子半升　甘草三两

上四味，以水八升，煮取三升，去滓，分温三服。

冲气即低，而反更咳，胸满者，用桂苓五味甘草汤去桂，

加干姜、细辛，以治其咳满。

此冲气低而更咳之方也。肺中伏匿之寒为饮所滞而未散，故服茯苓桂甘五味，冲气虽低而更咳胸满，所以去走表之桂枝，加干姜、细辛，气雄纯阳，入肺散寒而治咳满。

去桂加姜辛汤

茯苓四两　五味子半升　甘草三两　干姜三两　细辛三两

上五味，以水八升，煮取三升，去滓，温服半升，日三服。

咳满即止，而更复渴，冲气复发者，以细辛干姜为热药也，服之当遂渴，而渴反止者，为支饮也，支饮者法当冒，冒者必呕，呕者复内半夏，以去其水。

此支饮内蓄而复发也。咳满即止，肺之风寒已去而更发渴，冲气复发者，饮滞外邪，流于胸膈未除也，即以细辛、干姜热药推之，若无痰饮内蓄，而服细辛、干姜热药助其燥热，应当遂渴，而渴反止者，是内饮上溢喉间，浸润燥热，故不作渴。但阻胸中阳气，反逆上行而冒，然冒家阳气上逆，饮亦随之而上，故冒者必呕。呕者，于前去桂茯苓五味甘草汤，复内半夏，消去其水，呕即止矣。

苓甘五味加姜辛半夏汤

茯苓四两　甘草二两　细辛二两　干姜二两　半夏半升　五味子半升

上六味，以水八升，煮取三升，去滓，温服半升，日三服。

水去呕止，其人形肿者，加杏仁主之，其证应内麻黄，以其人遂痹，故不内之，若逆而内之者必厥，所以然者，以其人血虚，麻黄发其阳故也。

此肺虚皮肤致肿也。服前药，水去呕止，屡因冲气奔逆伤肺，通调失职，肌表气滞不行，其人形肿，遂于茯苓去桂五味甘草汤加杏仁，利肺气而退其肿。然此肿与无水虚肿为气水同义，当用青龙汤汗散，故曰"其证应内麻黄"。但冲气数扰伤阴，病因屡变，表气虚弱，厥逆痹而不仁，所以叮咛不可内之，若逆而内之，则阳气解散，必为厥矣。此痹而不仁，因血虚气滞，阳无所附，汗则无阴可伤，反伤阳气，谓其人血虚，麻黄发其阳故也。

苓甘五味加姜辛半夏杏仁汤

茯苓四两　甘草三两　五味子半升　干姜三两　细辛三两　半夏半升　杏仁半升，去皮尖

上七味，以水一斗，煮取三升，去滓，温服半升，日三服。

若面热如醉，此为胃热上冲熏其面，加大黄以利之。

此扰真阳动挟胃热之治也。足阳明经络，循面入鼻頞[1]交，胃素积热，冲气扰动，上冲于面，故面热如醉。即于茯苓五味甘草汤少加大黄，微微润下，以泄胃火之逆，然虽寒热并行，各自为功，而不相悖也。

苓甘五味加姜辛半杏大黄汤

茯苓四两　甘草三两　五味半升　干姜三两　细辛三两　半夏半升　杏仁半升　大黄三两

上八味，以水一斗，煮取三升，去滓，温服半升，日三服。

先渴后呕，为水停心下，此属饮家，小半夏加茯苓汤主之。

此渴呕分先后而辨证也。水停心下，拒格心火，灼干喉舌，为先渴。然渴必欲饮，饮入于内，新旧之水并聚于膈，势必上

① 鼻頞（è 饿）：鼻梁。

逆而出，故为后呕，则为水停心下，因饮致呕，为属饮家，当治其饮，不必治呕。故以半夏、茯苓涤痰，生姜止呕而下逆也。

论曰：经谓邪气在肺，则令人咳，又有五脏之邪，各传于肺而咳，若脏邪不已，则移于六腑之咳，虽有外内合邪，总皆属于肺也。《金匮》推广其义，补示邪因痰入，咳为痰兴，而分表里虚实，立法施治，故悬饮久咳脉弦，用十枣攻痰，小青龙两解外风内饮之咳。然服小青龙汤发散之剂，扰动下焦，虚阳上冲诸变，则用茯苓桂枝五味甘草以收冲气之逆；去桂枝加干姜，温治伏寒；加半夏，治挟支饮之咳呕；加杏仁，以退肺气之肿；加大黄，治胃火上逆薰面之热。此皆六淫而挟内蓄痰饮，阴阳气血虚实进退之治。然治咳最难，务须委曲搜求，当辨外感内伤，庶无悖谬。此因痰饮致咳立言，当于肺痈、肺痿、肺胀参合则备。然有内伤阴虚阳盛，吐血咳嗽，是属虚劳标证，当以甘药调之，所以仲景不与风寒并论也。

卷十三

消　渴论八条　方一首

厥阴之为病，消渴气上冲心，心中疼热，饥而不欲食，食即吐，下之不肯止。

此《伤寒论》中，邪传厥阴，纵横为病也。邪居厥阴，木邪挟火，纵横无忌，乘吸胃中津液，兼耗肾水，上渴下消，故饮水多而小便少，谓之消渴。而木火通气，邪逆于心，则心中疼热，拒格胃气不伸，则饥不欲食，邪机上①向而气逆，食即吐矣。木邪盛而上②气必衰，若施下法，乃诛伐无过，徒伤胃气，木邪肆逼胃中水谷下奔，则利不止。盖引厥阴经文，而彰著杂症消渴者，何也？乃因木挟火邪，消耗胃中津液是同，然常见消渴，舌上黑苔，眼瞎而死者，要知水绝木枯，自焚而灭也。

寸口脉浮而迟，浮即为虚，迟即为劳，虚则卫气不足，劳则营气竭。趺阳脉浮而数，浮即为气，数即为消谷而大坚，气盛则溲数，溲数即坚，坚数相抟即为消渴。

此明营卫两虚而成消渴也。寸口主气，先因营气竭，而后致卫虚不敛，故寸口脉浮，是不因风而浮也。营气竭而卫不独行，则脉迟，不因虚寒而迟也，此乃火烁营虚，曰浮即为虚。劳伤营气，卫气行滞，曰迟即为劳，互相言之。虚则卫气不足，

---

① 上：原作"土"，据大成本改。
② 上：疑为"土"字。

劳则营气竭，正明营卫皆虚致病。此虽营卫两竭，五脏皆虚，而惟肾精更为不足，木火无制，乘吸胃中津液枯燥，故趺阳脉浮而数。然浮脉属阳主气，曰浮即为气，数脉为热，热即烁胃而能消谷，消烁不已，热结于中，则为大坚。而气盛逼迫，邪陷前阴则溲数，若溲数则肠胃热结愈坚，津液愈竭，故曰坚数相抟，即为消渴。此叮咛营竭卫虚，治当调和营卫，养阴配阳，毋以过伐卫气也。

男子消渴，小便反多，以饮一斗，小便一斗，肾气丸主之。方见妇人杂病中。

此肾精不足，为下消也。"男子"两字是指房劳伤肾，火旺水亏而成消渴，清澈底蕴，精妙极矣。盖肾中真水虚衰，相火无制，胃关大开，但有消阴之势，而无摄木之能，挟木乘胃，逼迫水饮直从膀胱溺出而无抵止，故渴而小便反多，以饮一斗，小便一斗，并及胃肾津精血液，尽皆消耗。然肾虚则相火散烂不收，故用六味丸滋起肾水，俾阳气根于阴水，桂附收摄元阳入肾，蒸腾肾水，而制中上二焦之火，真乃取坎填离，以启黄庭①之秘，俾心相不致燎原，则消渴止矣。

渴欲饮水，口干燥者，白虎加人参汤主之。方见中暍门。

此气分之渴而出方也。渴欲饮水，口干燥者，乃上焦肺胃之气热盛，津液枯涸。故以人参、粳米补养肺胃之元，石膏、知母专清风临肺胃之热而生津液，甘草以和中气。盖此伤寒阳明证的药，而消渴用之者，病同肺胃气热津枯则一也。

渴欲饮水不止者，文蛤散主之。

---

① 黄庭：古代气功中用以代表人体部位的术语，具体部位有多种解释，包括：脑中空处、五脏之中、脐之后、上中下丹田，有名无实。

此伤寒外邪传里，坚固不散，则渴欲饮水不止，是以文蛤味咸软坚而润燥除热，取用一味，专力而已。

文 蛤 散

上一味，杵为散，以沸汤五合，和服方寸匕。

脉浮，小便不利，微热消渴者，宜利小便发汗，五苓散主之。方见痰饮中。

此非真消渴也。脉浮小便不利，微热消渴者，是伤寒经邪传入膀胱腑热，连及肺之上源亦热，故外有微热，而内为消渴。是以五苓散洁净府而发汗，两解经腑之邪，则不治渴而渴自止，若内伤消渴，岂有发汗之理哉？

脉浮发热，渴欲饮水，小便不利者，猪苓汤主之。方见首卷中。

此亦非真消渴也。伤寒太阳阳明热邪未清，故脉浮发热，渴欲饮水，胃热下流，则小便不利，故以猪苓汤导热滋干，而驱胃邪下出也。

渴欲饮水，水入则吐者，名曰水逆，五苓散主之。

此亦非真消渴也。伤寒太阳腑热入胃，渴欲饮水，里邪拒格所入之水则吐，名曰水逆，然太阳阳明，经腑之邪未解，所以桂枝解表，合四苓而泻腑邪也。以上四条，编书者误入。

论曰：经谓二阳结，谓之消者，胃为受病之总司，第有内伤外感，消谷消水之分也。又云二阳之病发心脾，传为风消，心移热于肺，为膈消。心移寒于肺，为肺消者，乃受外邪而致消也，使外邪去，而不治渴，则渴自愈。谓心肝脾肺肾之脉，微小为消瘅，五脏柔脆，善病消瘅。大肠移热于胃，善食而瘦。

胃移热于胆，曰食㑊①。消瘅，肥贵人、膏粱之疾者，皆由内伤营卫，质弱所致，须养营调卫之治也。《金匮》补㧁厥阴消渴、气上冲心者，乃木盛土衰，虽因外邪所致，而内损则一也。又谓寸口脉浮而迟，浮即为虚，迟则为劳。虚则卫气不足，劳则营气竭。趺阳脉浮而数，数为消谷，乃内伤营卫而血虚，气盛化火，故消水谷。又男子消渴，小便反多，以饮一斗，小便一斗，乃伤肾阴，相火炽盛，而为下消矣。然观《内经》《金匮》，皆由木火旺而金水衰，胃中营虚受热而为总司，当须济水之主以镇阳光，更以先后二天阴阳参治为善。

小便不利淋论五条　方四首

淋之为病，小便如粟状，小腹弦急，痛引脐中。

此言砂石淋也。小便滴沥艰出，痛苦难忍，谓之淋，但淋者乃胃中湿热流于膀胱，气滞而津液不行所致。然阴虚火炽，湿热与津精凝结，互蒸如石，曰小便如粟状。若热在下焦血分，则为尿血。气分则淋闭不通，然火郁气闭，反从膀胱上逆于小肠，故小腹弦急，痛引脐中也。

趺阳脉数，胃中有热，即消谷引饮，大便即坚，小便即数。

此明胃中湿热，非为消谷，即为便数也。趺阳脉数，则为胃热，胃热必伤津液，则当上为消谷引饮，下为大便必坚。然不消谷便坚，乃胃邪下流，偏渗膀胱，气化急速，故小便数也。

小便不利者，有水气，其人若渴，用瓜蒌瞿麦丸主之。

此言胃中寒湿下流为病也。寒湿下流，抑郁膀胱之气不化，

---

① 食㑊：古病名，又叫食亦，其症多食而形体消瘦，由于肠胃和胆有燥热所致。

则小便不利，为有水气。然寒湿壅于下，真气反逆肺胃，化而为热则渴。故用瓜蒌根专清浮上之热，薯蓣健脾而燥胃湿，瞿麦、茯苓通利膀胱宿水，以附子驱寒，行阳化气而为向导，俾小便利而水即除矣。盖本经肿论腰已下肿者，当利其小便，而不见其方。观此方后云"小便利，腹中温为知"，似乎在于水肿，腹冷小便不利之方，想编书者误入，俟高明细详用之。

瓜蒌瞿麦丸

薯蓣三两　瓜蒌根二两　瞿麦一两　附子一枚，炮　茯苓三两

上五味，末之，炼蜜为丸梧子大，饮服二丸，日三服。不知增至七八丸，以小便利，腹中温为知。

小便不利，蒲灰散主之，滑石白鱼散、茯苓戎盐汤并主之。

此风热下郁之方也。风热壅于下焦气分，郁化为火，非凉滑之药，则邪不除，故用蒲席烧灰，因其质轻气薄，而生水泽，同滑石能通诸窍、利小便而除湿热也。若湿热在于血分，当以白鱼鲞①开胃下气，善利水湿。盖发乃血之余，以此引滑石白鱼，入阴而利小便，除其湿热也。夫湿热壅于膀胱则为淋，然伤腑未有不伤于脏者，故用白术健脾，茯苓渗湿，不使下流入肾为病。以戎盐养水软坚，而除阴火，故二汤并主之。

蒲 灰 散

蒲灰半斤　滑石一斤

上二味，杵为散，饮服方寸匕，日三服。

滑石白鱼散

滑石一斤　乱发一斤，烧　白鱼一斤

---

① 鲞（xiǎng 想）：剖开晾干的鱼。

上三味，杵为散，饮服方寸匕，日三服。

茯苓戎盐汤

茯苓半斤　白术二两　戎盐弹丸大，一枚

上三味，先将茯苓、白术煎成，入盐再煎，分温三服。

淋家不可发汗，发汗必便血。

此《伤寒论》中之戒语也。热在下焦为淋，而下焦，肾与膀胱所主，若发其汗，重伤津液，膀胱气化则乱，邪热壅闭，必便血矣。

论曰：经谓手太阴虚，小便遗数者，乃肺金虚而受热也。中气不足，溲便为之变者，胃阴虚也。有癃一日而数十溲者，心火盛而乘阴，阴不足也。肝所生病，遗溺闭癃者，风热之盛也。思想无穷，入房太甚，宗筋弛纵，发为筋痿及为白淫者，肝火盛而内伤阴血所致也。脾传之肾，曰少腹冤热而痛，出白者，阴水亏而湿淫所胜，肾与膀胱受邪也。足少阴实则癃闭，脉微急，不得前后者，肾经本寒而标热也。胞移热于膀胱，则癃溺血者，精虚而火盛也。督脉为病癃者，阳邪壅逆也。凡淋之一证，五脏六腑，寒热虚实皆致其病，而《金匮》独补趺阳脉数者，专明胃中湿热下流，内蒸津液如粟状，兼之寒湿风湿，致伤气血，而胃为邪之本，膀胱为受病之总司，故出瓜蒌瞿麦丸以治寒，蒲灰散以治热，白鱼散以治血分之湿，戎盐汤补阴利水而软坚。然气血寒热虚实皆备，当以《灵》《素》为经，《金匮》为纬，互相参治，则尽善矣。

卷十四

水　气论二十六条　方七首　附方一首

师曰：病有风水，有皮水，有正水，有石水，有黄汗。

此明浮肿则一，但有表里阴阳虚实，风寒湿热之殊，故立五名为之大纲，而脉证标本变化之微，详悉诸篇。

风水，其脉自浮，外证骨节疼痛，恶风。皮水，其脉亦浮，外证胕肿，按之没指，不恶风，其腹如鼓，不渴，当发其汗。正水，其脉沉迟，外证自喘。石水，其脉自沉，外证腹满不喘。黄汗，其脉沉迟，身发热，胸满，四肢头面肿，久不愈，必致痈脓。

此分辨四水黄汗脉证也。风伤于卫，卫盛风微，气强致肿，故为风水。邪居气分，其脉自浮，卫受风邪，不与营和，身肿而骨节疼痛，邪在肌表，则恶风也。夫肺之皮毛受邪，抑郁肺卫之气不利，身肿而为皮水。邪伤皮毛，其脉亦浮。外证胕肿，按之没指者，乃气凝皮肤为肿，但松软不坚耳。躯壳受病，故不渴。邪郁气强，非风主病而不恶风。其腹如鼓，乃言满之甚矣。然风皮二水，邪皆在表，俱当发汗，开鬼门之法也。正水者，因房劳汗出，或风或寒，感入肾间，郁遏真阳不宣，则胃关不利，外水聚胃，气逆泛溢皮肤为肿。里气上逆则喘，寒盛阳虚，故脉沉迟，乃肾虚为本，受邪为标也。盖《内经》阐明房劳受风致肿而为风水，乃邪感于气分而属阳为热。《金匮》补发寒邪伤于精血，而属阴为寒，或有风寒两伤精气所致，而寒热虚实，又当以脉证辨之。有不因外邪，而内伤肾中真阳，不能镇摄阴水，泛滥皮肤而肿者，是为虚寒，元气伤败之证，不在此列。然不惟风寒二邪致肿，即暑湿燥火，皆能入肾为肿，良工须在临证参详寒热而治之。凡脾胃湿盛，内伤真阳，土湿流于小腹之间，与肝肾阴气凝结，坚硬如石，谓之石水。阴邪下结，而不上干，其脉亦沉，故外证腹但满，而不喘也。黄汗者，乃入水致伤心营，营卫两痹，故脉沉迟。阳气壅逆，则身发热，邪郁上焦而为胸满，阳气不运，则四肢头面肿。营血受邪，湿热相蒸，营气外越，故黄汗出。久而不愈，营卫壅极，必致恶疮，而腐溃痈脓也。

脉浮而洪，浮则为风，洪则为气，风气相抟。风强则为瘾疹，身体为痒，痒者为泄风，久为痂癞。气强则为水，难以俯仰，风气相系，身体洪肿，汗出乃愈，恶风则虚，此为风水。不恶风者，小便通利，上焦有寒，其口多涎，此为黄汗。

此风水痂癞黄汗，同见浮洪之脉而以证辨也。浮为风邪在表，洪为里气有余，然气有余便是火，而外风伤卫，风火相郁于肌肉之间，故脉浮而洪。但浮洪之脉当辨风气之强弱，乃强者而为主病，故风强侵于肌肉，则发瘾疹，而不病水。因风性轻扬而主动，与内火相系，故身体为痒。痒者，肤腠不密，阳气疏泄，汗出津伤，故为泄风。久而不愈，气血两痹，营卫热腐，蒸腐为虫，乃成痂癞，而变疠风矣。若内气强于风而化火，是气为主病，然气虽强，则邪正合而不去，以致风火相抟，壅塞决渎之道不行，水即横行于皮肤之间，肺气郁化而为水，故曰气强则为水。若壅逆之极，则难以俯仰，风气相系，身体洪肿，言水成而肿之甚矣。邪尚在表，即当汗出乃愈，但伤风则恶风而为表虚，曰恶风则虚，当从虚而不从风治，以此括上文，故谓风水也。若脉浮而洪，身体但肿而不恶风，是非风强主病，乃水湿壅逆所致。小便通利者，卫气不为邪阻，是水伤上焦营气主病，谓上焦有寒，胸既有寒，津液不利，则化而为涎，所以其口多涎，蒸腐营血外越，而为黄汗矣。

寸口脉沉滑者，中有水气，面目肿大，有热，名曰风水，视人之目窠上微拥，如蚕新卧起状，其颈脉动，时时咳，按其手足上，陷而不起者，风水。

首云其脉自浮，乃言风水始起之脉也。次云脉浮而洪，乃言风挟内气化火也。此云寸口沉滑，中有水气者，乃示风邪合水，原有传于肌肉胃脘之里，但滑为风入于血，是非里水之谓，仲景恐人误认为正水，故以面目肿大、有热而别之。要知正水是不发热，此发热者，经谓面肿曰风之风水耳。目窠者，即目眶之下，脾胃所属，鼻颊精明穴之处。盖湿气通于脾胃，风气通于肝，风性上行，土湿从之，上逆于面，则目窠上微拥，如蚕新卧起状。颈乃足阳明人迎之脉，风入于胃，上逆气鼓，其颈脉动，邪冲于肺，时时咳也。然风水逆于肌肉，则浮虚松软不坚，故按其手足上，陷而不起，则为风水。若腹大，按之而不陷者，乃邪在脏腑，不在躯壳。若皮急腹硬，是属鼓胀矣。

太阳病，脉浮而紧，法当骨节疼痛，反不疼，身体反重而痠，其人不渴，汗出即愈，此为风水。恶寒者，此为极虚，发汗得之。渴而不恶寒者，此为皮水。身肿而冷，状如周痹，胸中窒，不能食，反聚痛，暮躁不得眠，此为黄汗。痛在骨节，咳而喘，不渴者，此为脾脾当做肺胀，其状如肿，发汗则愈。然诸病此者，渴而下利，小便数者，皆不可发汗。

此见太阳脉证，而有风水、皮水、黄汗、肺胀之别也。凡病在表，皆该太阳皮毛二气所司，此见太阳脉证，当别风邪伤卫为风水，寒邪侵皮为皮水，入水伤于心属之营为黄汗，风寒伤郁肺气为肺胀也。盖太阳寒伤营，经络受邪，见脉浮而紧，则当头疼身热，骨节疼痛，此不疼，身体反重而痠，是非极寒伤经之正伤寒也，此浮为风，紧挟寒因，风寒抑郁肺与膀胱腠理之气，气强挟风，营卫不利，合水则体重，合风则重而痠，故为风水。风邪在表，其人不渴，所当发汗即愈。若恶寒者，乃治他病发汗伤阳，水泛为肿，曰极虚发汗得之，当从虚治，不可以风水之常法也。若见前脉证，渴而不恶寒者，乃寒郁皮毛之气，即《灵枢》谓肤胀。寒气客于皮肤之间，鼕鼕然不坚，邪气在于皮毛。营卫之气凝涩，故身肿而冷。内无寒水泛溢，但显皮肤肿胀，浮软不坚，即前按之没指，其腹如鼓，为皮水。然皮受寒郁，故身肿而冷，真气不用，通身皆肿，状如周痹也。若见前脉证，或因入水而伤于心之营血，邪正凝结，胸中则窒。痹着胃气，则不能食。正气不行而反聚痛，营血受伤，故暮躁不得眠。邪居营卫，郁蒸汗出色黄，而为黄汗耳。若见前脉证，痛在骨节，咳而喘者，即是形寒饮冷，风寒伤于肺之表里，而邪在表则骨节痛，在里则咳喘不渴，气郁不宣，其状如肿，谓之肺胀。皮毛受邪，故当发汗则愈。盖诸脉证，皆当发汗，然有渴者，小便数者，下利者，邪已深入，里气告虚，津液已伤，皆不可发汗矣。

里水者，一身而目黄肿，其脉沉，小便不利，故令病水。假令小便自利，此亡津液，故令渴，越婢加术汤主之。方见中风。

此风邪入里合湿之证也。风邪伤表，入里合湿，风湿郁蒸，则一身面目黄肿，似乎欲发黄汗，而无汗出，则不为黄汗矣。夫风湿郁蒸，卫阳羁滞，不能决渎，故脉沉而小便不利，水即泛于皮肤，则病水矣。假令身肿而小便自利者，当责邪气入胃，偏走前阴，津液内亡，而胃燥令渴。故以麻黄通阳，石膏善清胃中风化之热，甘草和中，以桂枝、姜、枣宣通营卫而驱风外出，加白术，健脾而燥湿也。

跌阳脉当伏，今反紧，本自有寒疝瘕，腹中痛，医反下之，即胸满短气。跌阳脉当伏，今反数，本自有热消谷，小便数，今反不利，此欲作水。

此兼宿疾致肿也。病水，跌阳脉当沉伏，今反见紧，本自寒疝瘕，腹中痛病，又因他病，医反下之，触动疝瘕之气上奔，则胸满短气。盖有他病下伤内阳，决渎无权，水泛皮肤，即为水肿。然有疝瘕日久，正气衰惫，因他病下伤阳气，精血凝滞，化而为水，亦致水肿。故仲景以此预明，使人治肿，须审治别病而后腹满痛者，因治他病而伤动疝瘕所致，或有先腹痛而后肿者，乃疝瘕自变为肿也。

肿病，跌阳脉当伏，今反数者，胃中本自有热，若不病消谷，则当小便数也。今反不利，乃胃中湿热下流，壅闭胃关，以致膀胱气化不利，水泛皮肤，故欲作水。盖肿有误施汗下，伤动疝瘕而变者，或胃热消渴，伤肾而变者，须察其本而治其标，慎勿一概见肿而遂治其肿也。

寸口脉浮而迟，浮脉则热，迟脉则潜，热潜相抟，名曰沉。跌阳脉浮而数，浮脉即热，数脉即止，热止相抟，名曰伏。沉伏相抟，名曰水。沉则络脉虚，伏则小便难，虚难相抟，水走皮肤，即为水矣。

此以寸口脉浮迟，跌阳浮数，互发阴阳营卫受邪，而致水肿，即关格之义也。《脉经》云：浮而迟大为虚脉，然虚为血虚，今之寸口脉浮而迟，即知血虚气热而受邪也。寸口主肺而法天，肺气热而受风，其脉则浮，卫邪拒格营气不和，卫不独行而脉迟矣。风气化热，为浮脉则热，阴气浮而不与阳和，为迟脉则潜，言风为外热，阴自内潜，即关格之义也。营卫不和，合而言之，热潜相抟，名曰沉，沉乃卫邪拒格，营气不和而为沉，非脉之沉也。趺阳主胃而法地，胃气受邪，其脉则浮，卫盛营弱，而脉则数，营虚卫盛，则脉浮而数。然邪气化热，为浮脉即热，营沉不与卫和，为数脉即止，是卫气热浮于上，营血沉止于下，卫浮营止，两不相和，合而言之，为热止相抟，名曰伏，乃阳孤自化为热，阴孤伏化为水，此亦关格之义也。盖卫阳拒格营气下潜为沉，营气内止化水为伏，营卫不和，合而言之，为沉伏相抟，名之曰水。总言卫气邪强而不运转营血，伏化为水，此亦见关格之义也。夫络脉属阳，阳气受邪而强，真不充络，曰沉则络脉虚，营不附卫而行，伏化为水，泛溢皮肤，不行于小便，曰伏则小便难。然阳不充络，则络脉虚，营止化水，溢于络脉，则水道不行而小便难，但络空便难，合而言之，虚难相抟，水走皮肤，即为水矣。

寸口脉弦而紧，弦则卫气不行，即恶寒，水不沾流，走于肠间。

此互风挟积寒，正水之脉也。脉弦偏于紧者，乃肝脏受风，肾脏受寒，郁伏于内，卫气不行于外，则恶寒。三焦不能决渎，水饮不随卫气走于小肠，而传渗膀胱，则不得不泛溢于皮肤，故为水不沾流，走于肠间也。

少阴脉紧而沉，紧则为痛，沉则为水，小便即难。

此肾脏独受寒邪内郁，而为正水也。少阴肾脉紧，则寒邪凝滞正气于内，曰紧则为痛，沉则卫气郁而不宣，三焦壅闭，水即泛滥，曰沉则为水，决渎无权，小便即难，即络空便难之谓也。

脉得诸沉，当责有水，身体肿重，水病脉出者死。

此脉沉为水，浮则为反也。脉得诸沉，沉为气郁不行于表，则络脉虚，虚即水泛皮肤肌肉，故身体肿重，当责有水。但沉为正水，而正水乃阴盛阳郁，脉必沉极，若陡见浮起，是真气离根外脱之象，故曰水病脉出者死。若风皮二水，脉浮而洪，不在此例也。

夫水病人，目下有卧蚕，面目鲜泽，脉伏，其人消渴，病水腹大，小便不利，其脉沉绝者，有水，可下之。

此水病脉伏沉绝者，当治标救阳也。若水外走，则泛溢于皮肤肌肉，内逆则浸淫于脏腑肠胃，相随胃脉上注于面，目下如卧蚕之状，水主明润而光亮，故面目鲜泽，为水病之验也。然水病因阳微阴盛，经隧不利，所以脉伏。而胃中津液水饮，外溢皮肤肌肉，不溉喉舌，故作消渴，诚非真消渴也。若病水，腹大而小便不利，脉沉或绝，乃阴盛阳郁，而不决渎，则阳机将欲尽灭，故曰可下，俾水去阳回，而元自复矣。

问曰：病下利后，渴饮水，小便不利，腹满因肿者，何也？答曰：法当病水，若小便自利及汗出者，当自愈。

伤寒差后有水气一证，此因下利后，渴欲饮水而致肿也。但下利必伤津液及肾中阴水，故渴欲饮水，而饮入于胃，脾气散精，乃为常度，此因下利致伤脾胃，土虚不运，日饮之水，不循膀胱，横行皮肤，故小便不利，当病水矣。若元气复而健运如常，卫气通行，小便利而水不复聚，或表间汗出，故当自愈。此利后致肿，元气易复，非似阳虚阴结难治之比也。

心水者，其身重而少气，不得卧，烦而躁，其人阴肿。肝水者，其腹大，不能自转侧，胁下腹痛，时时津液微生，小便续通。肺水者，其身肿，小便难，时时鸭溏。脾水者，其腹大，四肢苦重，津液不生，但苦少气，小便难。肾水者，其腹大，脐肿，腰痛，不得溺，阴下湿，如牛鼻上汗，其足逆冷，面反瘦。

此明水肿有属五脏也。七情内伤五脏，风寒侵入，闭塞经隧，水气泛溢为肿，故仲景示人先察何脏受伤，而为治病之本，则险证可活，若概以脾肺肾，通套成方，则死危莫计矣。盖心因暴喜或忧思伤而受邪，脾失母气之荫，阴盛阳微，水寡于畏，挟木乘脾，泛溢肌肉，则身重少气。脾虚胃气亦逆，故不得卧。阴邪上逆，逼迫神明，则烦而躁。阳郁不行，水凝于下，故阴肿也。肝因暴怒郁遏而伤，外邪侵袭，气阖不开，木郁不达，脾气壅而化机不转，水寡于畏，外入之水，并挟肾水泛溢中州，其腹则大。水逆肝经，两胁不能转侧，而气连少腹，故胁下腹痛。盖肝主疏泄，虽被水淫，而生机尚未全息，故上疏则津液微生，下泄则小便续通，第不似平人之疏泄耳。肺因忧思气结伤之而受邪，水寡于畏，肆逆土中，寒水以乘水势，横流皮肉，故身肿。肺不通调，则小便难。水谷混走肠间，时时鸭溏。鸭溏者，如鸭粪清稀而不实也。脾因思虑所伤，或饮食不节，气虚受邪，水反横浄①于肌肉四肢，腹大而四肢苦重。盖脾为生化之源，水泛于脾，生机不转，故津液不生，而苦少气。然母病子亦病，肺气不能下输膀胱，小便难也。肾因惊恐房劳，或坐卧湿地，致伤肾水，或伤真阳而受风寒，皆可致水。盖少阴为枢，肾伤则开合失职，胃关不利，胃中津液水饮不行，泛溢皮肤肌肉，其腹故大。盖脐内丹田真气所居，但真阳伤而气不收摄，则脐肿而腰痛不得溺。阳郁于下，湿热郁蒸，津水渗于

---

① 浄：通"淹"。《梁书·曹景宗传》："值景风卒起，颇有浄溺。"

阴囊之外，所以湿如牛鼻上汗，昼夜染染不干，阳不达于足而逆冷，不充于面，营血亦不上升，则面反瘦耳。

论曰：经谓脾肺肾三脏，为致水之源，后人不离通调水道，健脾补阳制水，而为治法，此仲景重拈五脏之水，真补轩岐未备，使人达本寻源，察其致病之脏虚实治之，弗拘脾肺肾通套成方，则治肿为善。

师曰：诸有水者，腰以下肿，当利小便；腰以上肿，当发汗乃愈。

此以腰之上下分阴阳，即风皮正水之两大法门也。腰以下主阴，水亦属阴，以阴从阴，故正水势必起于下部先肿，即腰已下肿，然阳衰气郁，决渎无权，水逆横流，当开门户以利小便则愈，经谓洁净府是也。腰以上主阳，而风寒袭于皮毛，阳气被郁，风皮二水，势必起于上部先肿，即腰以上肿，当开腠理，取汗通阳则愈，经谓开鬼门是也。窃谓利水发汗，乃言其常，而未及其变，当审实者施其常，虚者施其变。但治变之法，欲汗者，当兼补阳，即麻黄附子汤之类；欲利小便者，兼养其阴，即五苓散加地黄桂附，或瓜蒌瞿麦丸之类。然开腠通阳而利小便，必兼变法，乃为第一义耳。

师曰：寸口脉沉而迟，沉则为水，迟则为寒，寒水相搏，趺阳脉伏，水谷不化，脾气衰则鹜溏，胃气衰则身肿，少阳脉卑，少阴脉细，男子则小便不利，妇人则经水不通，经为血，血不利则为水，名曰血分。

此以先后二天辨风寒侵袭血室，精血化而为水也。寸口主气，沉为阳气内郁，郁则络脉空虚，阴水泛溢皮肤，故沉则为水。元阳气虚，虚则脉迟为寒，寒则阳虚水泛，曰寒水相搏，即寒水侵于脾胃。后天阳气不伸，故趺阳脉伏，是因阴盛阳虚，所以水谷不化。第不化有二，若脾阳虚而健运失常所致者，则内为鹜溏；若胃阳衰而不化，即胃气不充于肌肉，肤腠空虚，水邪泛溢，则为身肿；可见水肿无有不兼胃阳虚而所致也。又以先天肾气辨之，若右尺少阳脉卑，卑者，即沉而弱，相火衰而为病也；或左尺少阴脉细，细则微而损，水之虚而为病也。二脉同属下焦，第分阴虚阳郁，而受风寒水湿，侵淫气血为病，故以少阴主阴，少阳主阳，而别阴阳风寒虚实之两途。若病在男子，则精血不流，凝化为水而小便不利；在妇人，则胞门血寒，经水凝化为水，而经为血，血不利则为水。虽有男女之分，总皆属于阴凝阳郁不宣，故曰血分。

问曰：病者苦水，面目身体四肢皆肿，小便不利，脉之不言水，反言胸中痛，气上冲咽，状如炙肉，当微咳喘，审如师言，其脉何类？师曰：寸口脉沉而紧，沉为水，紧为寒，沉紧相抟，结在关元，始时尚微，年盛不觉，阳衰之后，营卫相干，阳衰阴盛，结寒微动，肾气上冲，咽喉塞噎，胁下急痛，医以为留饮而大下之，气系不去，其病不除，复重吐之，胃家虚烦，咽燥欲饮水，小便不利，水谷不化，面目手足浮肿，又与葶苈丸下水，当时如小差，食饮过度，肿复如前，胸胁苦痛，象若奔豚，其水扬溢，则咳喘逆，当先攻击卫气令止，乃治咳，咳止，其喘自差，先治新病，病当在后。

此水病积寒为根，兼示误治之变也。病者面目身体四肢皆肿，小便不利，乃水肿本有之证，但病者竟不言此，反言胸中痛，气上冲咽，状如炙肉，当微咳喘，然水病不当有此而见之，故问其脉何类。盖寸口主气，气虚则脉沉，沉则水聚，曰沉为水；寒邪入营，邪正相搏则脉紧，曰紧为寒。此因阳虚，以挟肾间积寒而为病根，以致诸标之证也。然水寒内结，为沉紧相抟，而邪结关元，阳气未衰，正胜于邪，始时尚微，年盛不觉，日久阳衰始露，阳损阴盛，结寒微动，相干营卫矣。然积寒不能独自上升，必挟肾阴冲于心包，则胸中痛。逆于冲脉，则气上冲咽。侵于任脉，上至咽喉，状如炙肉。入肺则咳喘而咽喉塞噎，冲胁则胁下急痛，是随虚处纵横传变为病。而医不识内挟旧邪，误认留饮而大下，反伤中气，所以冲气不去，水病不除，复重吐之，诛伐无过，伤竭津液，则胃家虚烦，咽燥欲得饮水。此水肿阴病，而反添阳燥，庸工目眩心迷，正未易识，所以吐下之后，水愈泛而小便不利，水谷不化，面目手足浮肿。又与葶苈丸下水，然葶苈丸但下水肿之标，不能除水之本，故但小差，而不尽彻，稍有食饮过度，肿复如前，胸胁苦痛，象若奔豚，其水扬溢，冲气咳喘，种种复发，而新添冲气，原因积寒所致，当以温经下逆之药攻击冲气令止，故曰先治新病，俟冲气止而咳喘之标自差，谓病当在后也。

风水脉浮身重，汗出恶风者，防己黄芪汤主之，腹痛者加芍药。

此风水挟湿，风多为表虚而出方也。前云脉浮而洪，沉而滑，浮而紧，是兼风寒火湿而言，此风邪挟湿在表故脉浮，水湿伤肉则身重，表虚自汗则恶风也。但有汗不可更汗，所以防己通腠理而祛周身风湿，黄芪固卫实表即是散邪，以术、草健脾除湿而助防己之力更倍，姜、枣和营卫而送表里之邪外出，腹痛者，风气乘脾，加芍药以疏土中之木。

防己黄芪汤

防己一两　黄芪一两一分　白术三两三分　甘草五钱，炙

上剉，每服五钱，生姜四片，大枣三枚，水盏半，煎八分，温服，良久再服。

风水恶风，一身悉肿，脉浮不渴，续自汗出，无大热，越婢汤主之。

此风多水少之证也。风多伤表，外应肌肉，内连及胃，故恶风，一身悉肿。胃气热蒸，其机外向，不渴而续自汗出，无大热者，则知表有微热而为实也。故以麻黄通阳气而散表，石膏入胃，能治气强壅逆风化之热，甘草、姜、枣以和营卫，若恶风者，阳弱而为卫虚，故加附子，《录验》加术，并驱湿矣。

越婢汤

麻黄六两　石膏半斤　生姜三两　大枣十五枚　甘草二两

上五味，以水六升，先煮麻黄，去上沫，内诸药，煮取三升，分温三服，恶风者加附子。风水，加术四两。《古今录验》

里水，越婢加术汤主之，甘草麻黄汤亦主之。

此风水深入肌肉，则一身面目黄肿，非脏腑之里也。里水乃表里相连，胃热内向，腠实无汗，故以越婢加术汤清热开腠、培土散邪。而麻黄甘草汤亦通阳达表，培中而和营卫，使阳通，则风从外散，水从下渗。此方但与无汗面目黄肿宜之，若自汗亡津液者不可轻试，当识有汗无汗分治耳。

甘草麻黄汤

甘草二两　麻黄四两

上二味，以水五升，先煮麻黄，去上沫，内甘草，煮取三升，温服一升，重覆汗出，不汗再服，慎风寒。

水之为病，其脉沉小，属少阴，浮者为风，无水虚肿者为气水，发其汗即已。脉沉者宜麻黄附子汤，浮者宜杏子汤。

此以正水并肾风、气水而出方也。沉为气郁水聚，小为阳虚阴盛，邪郁肾中，精血不流，故脉沉小，为属少阴，此即寒结正水之脉也。若小而浮者，乃肾间阳分受风，经谓肾风之风水，乃与寒结对待而言也。或无水虚肿者，即肺气壅逆而肿，故为气水，经谓之皮水也。盖气水邪在肌肤，当发汗通阳，开鬼门即已，然沉小乃少阴阳虚阴盛致水，而水源在肾，故发汗通阳之中，是又不侔，所以麻黄附子汤中，以附子固护表里之阳，且助麻黄、甘草通阳散邪，俾邪出而真阳不出，即开鬼门之变法也。盖麻黄附子汤，今人置之不讲，余特举而明之，第水病始得之源，未有不从肾虚而受风寒，郁住卫气，胃关不利，水邪泛溢，以致通身肿满，故当补阳之中兼用轻浮通阳、开郁利窍之剂，则真阳宣而邪自去，正谓不治水而水自愈。所以麻黄、附子，一散一补，固本通阳，则病去而不伤阳气之妙。今人不知通阳开窍，惟用肾气汤丸阴重阳轻之剂，壅补其内，阳气愈益不宣，转补转壅，邪无出路，水肿日增，因药误事，不知凡几矣。盖脉浮者，邪居气分而属肺，详杏子汤，必以杏子为君，而杏乃专泻肺气，使肺气通调，邪去而肿自退，方虽遗失，意想可知也。

麻黄附子汤

麻黄三两　甘草一两　附子一枚，炮

上三味，以水七升，先煮麻黄去上沫，内诸药，煮取二升半，温服八合，日三服。

杏子汤林亿曰未见，恐是麻黄杏仁甘草石膏汤。

皮水为病，四肢肿，水气在皮肤中，四肢聂聂动者，防己茯苓汤主之。

此邪在皮肤而肿也。风入于卫，阳气虚滞则四肢肿，经谓结阳者肿四肢，即皮水也。皮毛气虚受风而肿，所谓水气在皮肤中。邪正相搏，风虚内鼓，故四肢聂聂动，是因表虚也。盖肺与三焦之气，同入膀胱而行决渎，此肺虚抑郁，不入膀胱而水亦不行，则当使小便利而病得除。故用防己、茯苓除风湿而宣水道，以黄芪补卫而实表气，表实则邪不能容，甘草安土而制水邪，桂枝以和营卫又行阳化气而实四末，俾风从外出，水从内泄矣。

防己茯苓汤

防己　黄芪　桂枝各三两　茯苓六两　甘草二两

上五味，以水六升，煮取二升，分温三服。

厥而皮水者，蒲灰散主之。方见小便不利中。

经谓寒气客于皮肤之间螯螯然不坚，为皮水。此出二条，即前之肺水因风热壅于皮肤，而有虚实之分，与《内经》不符。盖风热壅抑皮毛之气，邪正内郁，机不外向，故手足厥而身肿，乃皮水之实证也。然气壅不当补阳而再壅其气，所以不用前汤，而以蒲席烧灰，合滑石凉滑，以利周身之窍，俾窍通则皮水厥而自退矣。

师曰：寸口脉迟而涩，迟则为寒，涩为血不足。趺阳脉微而迟，微则为气，迟则为寒，寒气不足，则手足逆冷，手足逆冷则营卫不利，营卫不利则腹满胁①鸣相逐，气转膀胱，营卫俱劳，阳气不通即身冷，阴气不通则骨疼，阳前通则恶寒，阴前通则痹不仁，阴阳相得，其气乃行，大气一转，其气乃散，寒恐是实字则失气，虚则遗溺，名曰气分。

此心肾阴阳，胃中营卫合病之大法也。寸主心火，火虚则阳气不足，故脉迟为寒，而火虚则营血不流，卫不独行，故脉

① 胁：《金匮要略方论》作"肠"。

涩为血不足，气血皆虚，则脉迟而涩也。又以趺阳脉辨营卫之虚实，微为卫气不足，曰微则为气。迟为阴盛阳虚，曰迟则为寒。而卫虚阴盛，营血不流，故手足逆冷。阴盛上逆，则腹满胁①鸣。邪随经脉，相逐气转，则膀胱营卫俱劳，经云巨阳主气，为诸阳所属，要知膀胱乃主周身阳气，内行津液营卫，外护皮毛肌肉，若营卫俱劳，滞而不行，阳气不通则身冷，阴气不通则骨痛。然虽不通，或饮食之气充开膀胱之阳气前通，而营气仍自内郁则恶寒。或阴前通，阳气仍自不温于分肉则痹不仁。必阴阳俱通，营卫相和，膻中宗气一转，大气乃行，痹着之邪相随而去，谓"大气一转，其气乃散"。而实者失气，邪从大便噫吹而泄，虚者遗溺，邪从小便而去，此阳虚气滞化水，而精血为痹，故曰气分。

气分，心下坚大如盘，边如旋杯，桂甘姜枣麻辛附子汤主之。

此气分外肿内胀而出方也。心胃膀胱阳虚为气分，前言已悉，兹述其方。心下者，即胃脘之上也，虽上焦宗气虚而不布，诚因中虚气馁，卫气虚而不运，以挟外饮之水，津液痰涎，胶结于中，则心下坚大如盘，边如旋杯，势必外肿而内胀之笃。故以桂枝汤调和营卫，而去酸收之芍药，加附子、细辛，温补上中下三焦之阳，兼逐水湿下行，以麻黄开腠而通表里之阳，俾汗出如虫行皮中，则饮湿之邪去，而胸中坚大如盘，旷若太虚矣。下出水饮所作枳术汤一方，乃内证似同，但身不肿为异耳。

---

① 胁：《金匮要略方论》作"肠"。

桂甘姜枣麻辛附子汤

桂枝三两　生姜三两　甘草二两　大枣十二枚　麻黄二两　细辛三两　附子一枚，炮

上七味，以水七升，先煮麻黄，去上沫，内诸药，煮取二升，分温三服，当汗出如虫行皮中，即愈。

心下坚大如盘，边如旋杯一作盘字，水饮所作，枳术汤主之。

此湿热致痞，与上条证同而因异也。脾胃气虚，风邪乘土，风湿相抟，气虚不统，津液水饮化为痰饮，而成痞满，经谓太阴所至，饮积中满是也。仲景远虑后人误用桂、甘、姜、枣、麻、辛、附子之热剂，所以重出枳术汤而示别之。方以枳实驱逐痰饮而泻其实热之满，白术健脾而燥湿补正也。盖见心下坚大如盘，当审虚实寒热，脉之浮沉迟数大小为异，毋得执方而误用也。

枳术汤

枳实七枚　白术二两

上二味，水五升，煮取三升，分温三服，腹中软即当。

论曰：《灵枢》云，水始起，目窠上微肿，如蚕新卧起状，其颈脉动，时咳，阴股间寒，足胫肿，腹乃大，其水已成，以手按其腹，随手而起，如里水之状，此明正水之最备也。《素问》谓肾者胃之关也，关门不利，聚水而从其类，上下溢于皮肤，则为胕肿。胕肿者，聚水而生病，乃明肾受风寒而为水病之根，然下为胕肿，大腹上为喘呼不得卧者，明其本在肾，末在肺，皆积水也。又曰勇而劳甚，则肾汗出，逢于风，内不得入于脏腑，外不得越于皮肤，客于玄府，行于皮里，传于胕肿，

本之于肾，名曰风水。此言肾阳气虚受风而为本，肿满为风水之标耳。有肾肝并浮为风水，并沉为石水，乃明风寒皆可致肿，当以脉之浮沉分别也。帝问：面胕庞然壅，害于言，不当刺而刺，后五日，其气必至，至必少气时热，从胸背上至头，汗出手热，口干苦渴，小便黄，目下肿，腹中鸣，身重难以行，月事不来，烦而不能食，不能正偃①，正偃则咳，名曰风水。乃肾风误刺伤阴，热逆之变耳。盖《灵》《素》发明邪入肾间之风水，而《金匮》以补风邪伤表之风水，谓其脉自浮；骨节疼痛恶风者，脉浮而洪；气强为水者，沉滑；中有水气者，脉浮而紧；寒风伤表者，浮而迟；真阳虚者，趺阳脉浮而数；风邪化热者，种种之异耳。《灵》《素》谓正水不从毫毛生，而五脏阳已竭，津液充郭，其魄独居，精孤于内，气耗于外，形不可与衣相保，四极急而动中，是气拒于内，形施于外。但言阳虚，津精血液化水之情状，《金匮》以面目身体四肢皆肿，小便不利，脉之不言水，反言胸中痛，气上冲咽，状如炙肉，当微咳喘，寸口脉沉而紧，沉为水，紧为寒，沉紧相抟，结在关元，阳损阴盛，结寒微动，乃言积寒正水，而兼治逆之变也。盖不言风水之治逆，因《内经》言之已悉，故不复赘。又谓寸口脉弦而紧，沉而迟，趺阳脉伏，少阳脉卑，少阴脉细，为血分，寸口脉迟而涩，趺阳脉微而迟，肺胃皆寒而为气分，乃言肿满当分气血而治之矣。《灵枢》曰：寒气客于皮肤之间，罄罄然不坚，腹大身尽肿，皮厚，按其腹，窅②而不起，色不变，是为肤胀。《金匮》谓脉浮胕肿，按之没指，不恶风，其腹如鼓不

---

① 偃（yǎn 眼）：仰面躺下。
② 窅（yǎo 咬）：凹陷。

渴，为风热抑郁之皮水也。盖《内经》治肿之法，谓平治权衡，去菀陈莝，是以微动四极，温衣，缪刺其处，以复其形，开鬼门、洁净府，精以时复，五阳已布，疏涤五脏，故精自生，形自盛，骨肉相保，巨气乃平。为治水肿表里阴阳，虚实寒热之大法也。然《金匮》推广其义而明诸治，故用越婢汤治脉浮不渴之风水，加术汤治风入之里水，防己黄芪汤治汗出表虚之风水，甘草麻黄汤治风入无汗之里水，防己茯苓汤治热郁之皮水，蒲灰散治风热郁抑，手足厥而之皮水，麻黄附子汤治少阴脉沉、阳虚受寒之正水。又补风寒暑湿六淫内侵五脏皆致肿疾，而仲景补《素问》未发之旨，欲后人窥其立方之意，临证化裁自能处方，方为入彀①耳。

附　方

外台防己黄芪汤，治风水脉浮为在表，其人或头汗出，表无他病，病者当下重，从腰已上为和，已下当肿及阴，难以屈伸。方见前。

此乃湿从下受，湿多风少，故用黄芪实表，使水不得上溢，以防己祛除风湿，术草健脾，姜枣以宣营卫，俾营卫和而湿自除矣。

黄　汗 论二条　方二首

问曰：黄汗之为病，身体肿，一云重。发热汗出而渴，状如风水，汗沾衣，色正黄如檗汁，脉自沉，何从得之？师曰：以汗出入水中浴，水从汗孔入得之，宜黄芪芍药桂酒汤主之。

---

① 入彀：比喻合乎一定的程式和标准。入彀为入彀中的简称，彀中，指弓箭射程之内。

此伤水湿，为黄汗之根也。卫虚营弱，汗出入水，水伤心主之营，壅滞三焦所主之气，营卫两伤，邪正相合，气滞于表，故身肿发热。湿热内蒸，营气外越，则汗出也。汗乃营血津液所化，泄伤津液则渴。然身肿发热汗出，谓状如风水，第汗出沾衣，黄如檗汁，脉沉与风水为异耳。因汗出毫窍尽开，入水则从汗孔而伤营血，风湿蒸腾，而成黄汗，故以黄芪实表驱邪，桂、酒、芍药宣血而和营卫，俾正气实而邪自去，不治汗而汗自止矣。

黄芪芍药桂酒汤

黄芪五两　芍药三两　桂枝三两

上三味，以苦酒一升，水七升，相合煮取三升，温服一升，当心烦，服至六七日乃解，若心烦不止者，以苦酒阻故也。一方以美酒醯代苦酒。

黄汗之病，两胫自冷，假令发热，此属历节。食已汗出，又身常暮盗汗出者，此营气也。若汗出已，反发热者，久久其身必甲错。发热不止者，必生恶疮。若身重汗出已辄轻者，久久必身𥆧𥆧，即胸中痛。又从腰以上汗出，下无汗，腰髋弛痛，如有物在皮中状，剧者不能食，身疼重，烦躁，小便不利，此为黄汗，桂枝加黄芪汤主之。

此辨黄汗传变营卫诸证也。汗出入水，水伤心属所主之营，然水气通于肾，肾水应接，亦受其邪，水挟肾阴上逆心脾，使营卫之气则不下达，故两胫自冷，即《难经》肾主湿，入心为汗，足胫寒而逆是也。肾湿上逆心脾，湿热郁蒸，营气外越，则为黄汗。汗伤营血，表里有邪，所以发热。若胫不冷，便为历节矣。盖饮食入胃，谷与邪气郁蒸，营气外越，则食已汗出。邪入于营，故暮常盗汗。此汗乃营气所化也，因汗出营虚，故反发热。正虚邪实，久则营血枯竭，身必甲错，甲错者，如鱼鳞干枯之状也。营虚则发热不止，邪气逆于肉理，营卫不利，必生恶疮。身重汗出已辄轻者，邪从汗泄，暂觉轻舒。但真气不充肌肉，久久必身瞤瞤，瞤瞤者，气虚肌肉蠕动是也。邪气上逆，营卫不利，即胸中痛。卫虚则汗从腰已上有，营闭下焦，故无汗，而腰髋弛痛，如有物在皮中坚硬不仁矣。若剧者，胃气亦伤，则不能食，而身体疼重，因黄汗出而泄伤阴血，邪气上逆于心，故烦躁而小便不利。方用桂枝汤加黄芪和营卫而固表气，俾正气足而邪自散矣。

桂枝加黄芪汤

桂枝三两　芍药三两　甘草二两　生姜三两　大枣十二枚　黄芪二两

上六味，以水八升，煮取三升，温服一升，须臾饮稀热粥以助药力，温覆取微汗，若不汗更服。

卷十五

黄　疸论二十四条　方六首　附方二首

寸口脉浮而缓，浮则为风，缓则为痹。痹非中风，四肢苦烦，脾色必黄，瘀热以行。

此辨风湿成疸也。寸口主气，气分受邪，其脉则浮，曰浮则为风，而缓脉为湿，此风多于湿，故脉浮而缓。风湿郁结，邪正为痹，痹者，闭也，因风拒闭营卫为痹，非《内经》风寒湿三气之痹，谓痹非中风，但风入脾胃，风湿郁蒸，邪化为热而越于外，四肢苦烦，即风淫末疾之义。然脾郁困疾，真色走于肌肤，脾色必黄，故为瘀热以行。

趺阳脉紧而数，数则为热，热则消谷，紧则为寒，食即为满。尺脉浮为伤肾，趺阳脉紧为伤脾。风寒相搏，食谷即眩，谷气不消，胃中苦浊，浊气下流，小便不通，阴被其寒，热流膀胱，身体尽黄，名曰谷疸。

此以趺阳脉辨疸病在于脾胃也。疸病始于脾胃，故以趺阳脉辨，见脉紧而数者，紧为寒邪伤营而入脾，数为风邪伤卫，入胃而化热，然胃风化热，为热则消谷，脾寒不磨，食则为满。寒热壅逆，正气不能宣行，脾湿下流，致伤肾水，曰尺脉浮而伤肾。然外寒传入脾胃，而寒属阴，以阴从阴，则趺阳脉紧为伤脾，乃脾受寒而胃受风，表里通气，故为风寒相搏。若脾单受寒，而胃单受风，与内湿相合，皆致成疸，非尽受风寒也。但食谷入胃，风热互蒸，上冲于目，故食谷即眩。寒邪伤脾，谷气不消，津液停滞于胃，化为苦浊，浊气下流膀胱，湿热壅闭，则小便不通也。若脾之寒湿下流于肾，为阴被其寒。或胃中风湿流于膀胱，则为热流膀胱。气郁热蒸，黄色走于肌表，则一身尽黄矣。此因酒食谷面，内伤脾胃，招邪致病，故曰谷瘅。然非尽属风寒两受所致乃明，或风或寒，侵入脾胃，而合内湿，以致成瘅，此仲景立言章法之妙，诸篇类皆如此。

师曰：病黄瘅，发热烦喘，胸满口燥者，以病发时，火劫其汗，两热所得，然黄家所得，从湿得之，一身尽发热而黄，肚热，热在里，当下之。

此以火劫他病致瘅也。火热以挟外邪入里，与内湿相合，表未解而里热炽盛，故发热烦喘，胸满口燥。火湿相蒸，为从湿得之，故身发热而黄也。盖太阴主腹，外邪传里，太阴受之，则肚热，为热在里，故当下之，即栀子大黄汤之意也。

脉沉，渴欲饮水，小便不利者，皆发黄。

此言他病将变发黄也。邪热传里，故脉沉而渴欲饮水，湿热郁于中宫，气不下达，则小便不利，热蒸外越，势将发黄也。

腹满舌痿是身字痿，黄躁不得睡，属黄家。

此热郁于内也。邪传太阴，湿热郁蒸，则腹满身痿。而阳明热逆，则津血枯燥，土色外越，故黄燥不得睡，为属黄家。

黄瘅之病，当以十八日为期，治之十日以上瘥，及剧为难治。

此取阳病阴和、阴病阳和为大纲也。十八乃三六阴数之期也，十日者二五阳土之数也，黄瘅乃湿热郁蒸，阳邪亢极，脾阴大衰，故治之须候一六、二六、三六，阴气来复制火之期，而为定期，若至十日已上，土阴气复，则当瘥。而反剧者，乃脾阳亢极，阴机化灭，故为难治。

瘅而渴者，其瘅难治；瘅而不渴者，其瘅可治。发于阴部，其人必呕；阳部，其人振寒而发热也。

此言表病易治，里病难治也。胃中湿热，蒸越皮肤，则一身尽黄，虽发于外，当以表里阴阳辨证，则知可治与难治。若瘅而渴者，邪虽外越，胃中湿热半居于内，耗竭津液则渴，津枯血燥，阳火亢极，表里皆邪，故曰难治。不渴者，热邪一发，尽越于表，里无余蕴，一解表而即散，故曰可治。然邪在胸膈胃腑之里，为发阴部，内逆上冲，其人必呕。其邪尽发皮壳之表，为阳部，乃太阳所主，故振寒而发热也。

阳明病，脉迟者，食难用饱，饱则发烦，头眩，小便必难，此欲作谷瘅，虽下之，腹满如故，所以然者，脉迟故也。

此乃《伤寒论》中正虚邪实致瘅也。阳明病而见脉迟者，是因脾湿气虚而不健运，故食难用饱，饱则风热壅遏于胃，上冲则发烦头眩，流于膀胱则小便难，风湿郁蒸不散，欲作谷瘅。然正虚邪实，不当下而下之，则正愈虚而邪愈盛，腹满如故，察其所以然者，因气虚脉迟所致故也。

谷瘅之病，寒热不食，食即头眩，心胸不安，久久发黄为谷瘅，茵陈蒿汤主之。

此谷瘅证而出方也。邪在太阳之表，当发寒热而能食，此湿热在胃，流于所胜之膀胱，故寒热不食，食则胃邪上冲而为头眩。浊气内壅，所以心胸不安，不安者即懊恢热痛之类也。湿热已自郁蒸，相延日久，必致发黄，而为谷瘅。故用茵陈苦寒善解表里之湿热，栀子性凉能泻屈曲之火下行，以大黄微利而助栀子，开郁解热，击其半渡①而已。

---

① 半渡：兵法上认为在敌军一半渡河之时发起攻击是最好的时机。这里指最好的时机。

茵陈蒿汤

茵陈蒿六两　栀子十四枚　大黄二两

上三味，以水一斗，先煮茵陈，减六升，内二味，煮取三升，去滓分温三服，小便当利，尿如皂角汁状，色正赤，一宿腹减，黄从小便去也。

心中懊侬而热，不能食，时欲吐，名曰酒疸。

前云谷食伤于脾胃招邪而为谷疸，此伤酒湿招邪，故为酒疸。酒味湿热，郁蒸中宫，上冲于心，阳火不宁，则心烦懊侬而热。湿热壅胃，故不能食，邪机上逆，则时欲吐，欲吐者乃欲吐而不能吐也。若肌皮未黄而见此证，即是欲发酒疸之征矣。

夫病酒黄疸，必小便不利，其候心中热，足下热，是其证也。

此补上条酒疸之未备也。酒为熟谷之液，其毒入胃，先伤其阴，湿热互蒸而为黄疸。然母病移子，肺亦受热，不得通调水道，下渗膀胱，故必小便不利，或胃热流于膀胱，亦不利也。邪热冲心则心中热，下耗肾水则足下热，若酒客在他病而见小便不利，心热足热，即知将成疸证矣。

酒黄疸者，或无热，靖恐是清字言了了，腹满欲吐，鼻燥。其脉浮者，先吐之，沉弦者，先下之。

此酒疸当分湿热多少而治也。外无恶寒发热，里无懊侬谵妄，神思不昏，为无热。清言了了而热少湿多，邪郁于脾，故腹满欲吐，风消津液，上蒸肺窍，则鼻燥也。当审脉之浮沉而施吐下，则无误治之患。然浮者乃风多主病，其性轻扬，邪机上逆，当先吐之。沉弦者，属阴在里，乃湿多主病，湿性浊而下流，故当下之，即栀豉茵陈蒿汤之类也。然详"先"字，要知吐下之后，再以清解余热，不待言矣。

酒疸，心中热欲吐者，吐之愈。

此邪机上向之治也。邪热弥满于胃，上冲胸膈之间，则心中热。偏于风多湿少，其机上行，故欲吐也。则当乘其上行之势，以从高而越之则邪去，所以吐之愈。

酒疸心中懊恢，或热痛，栀子大黄汤主之。

此酒疸而出方也。酒热之毒伤积于胃，熏蒸心膈之间，则懊恢。或热痛，其势非轻，若缓时日，必伤心血。故用栀、豉宣发在上之邪而清其标，大黄、枳实荡涤胃热而下夺其本。

栀子大黄汤

栀子十四枚　大黄一两　枳实五枚　豉一升

上四味，以水六升，煮取二升，分温三服。

酒疸下之，久久为黑疸，目青面黑，心中如啖蒜齑状，大便正黑，皮肤爪之不仁，其脉浮弱，虽黑微黄，故知之。

此酒疸大下而变证也。酒疸妄投大下，伤动胃肾津精血气，湿热随虚下趋肾间，耗竭真阴，膀胱气郁，肾火上逆，变为黑疸也。然肾伤则肝气亦伤，肝主色，发露于外，所以肝伤则血不上荣而目青，肾伤则阴火上炎而面黑。阴水既亏，阳光独焰于心胃之间，湿热熏蒸，嘈杂酸辣，譬如啖蒜齑之状。但肾伤则阴火煎熬，故外证面黑，内则大便正黑，是无杂色相兼。肺伤则津液不输于皮毛而皮肤黄燥，肝伤则血不濡筋，爪之不仁矣。盖疸病邪气在胃，是当下夺，何致变证耶？然酒疸乃熟谷之液、陈腐之毒，胃气先伤，脏腑资生，久已无赖，所以一下则诸脏尽伤，故当严戒。夫湿热成疸，脉得沉洪数大乃为正气不亏，此伤阴血反浮弱矣。若酒疸变黑，其色必有微黄相兼，较女劳伤肾纯黑不同，故谓虽黑微黄，故知之耳。

诸病黄家，但利其小便。假令脉浮，当以汗解之，宜桂枝加黄芪汤主之。方见水气。

　　此风多湿少，邪机向表，通治之方也。诸病黄家，乃胃中湿热酿成，而湿性下流当从下驱为顺，故但利小便而为常法。假令脉浮，则湿少风多，而风性轻扬，邪机在表，当以汗解，不可拘利小便为常矣。故用桂枝汤和营卫而解肌表之邪，风为表虚，加黄芪而实腠理，歠①热稀粥为助，使周身微微小汗则肌表之邪去，而虽有里湿亦从下渗矣。

　　黄瘅腹满，小便不利而赤，自汗出，此为表和里实，当下之，宜大黄消石②汤主之。

　　此邪居里实，通治之方也。黄瘅腹满，小便不利而赤，湿热壅逆中州极矣。但自汗，乃表气开通一面，为表和里实，然里实必当下夺，故用大黄、消石善攻湿热瘀凝气血之结，黄柏苦寒，以清下焦湿热，栀子轻浮，能使上焦屈曲之火下行为助也。

大黄消石汤

　　大黄　黄柏　消石各四两　栀子十五枚

　　上四味，以水六升，煮取二升，去滓内消，更煮取一升，顿服。

　　诸黄，腹痛而呕者，宜柴胡汤。方见呕。

　　此风木乘土，痛呕出方也。小柴胡汤原为伤寒传入少阳，邪高痛下而设，此风热挟木，乘于脾胃，郁蒸发黄而为腹痛，邪逆上冲则呕，故以小柴胡汤单提少阳厥阴风热上行，不令陷入土中为患，则痛呕自已，再以清渗风湿之药而和之可也。

---

① 歠：（chuò 辍）：饮，喝。
② 消石：同硝石。

黄瘅病，茵陈五苓散主之。

此黄瘅小便闭塞、气分实证通治之方也。胃中湿热相蒸则一，但有气血风寒之分，故后人有阴黄阳黄之别。盖胃为水谷之海，营卫之源，风入胃家气分，风湿相蒸，是为阳黄。湿热流于膀胱，气郁不化，则小便不利，当用五苓散宣通表里之邪，茵陈开郁而清湿热，则黄自退矣。

茵陈五苓散 五苓散见痰饮中。

茵陈蒿末十分　五苓散五分

上二味和，先食饮服方寸匕，日三服。

诸黄，猪膏发煎主之。

此黄瘅血分通治之方也。寒湿入于血分，郁蒸气血不利，证显津枯血燥，皮肤黄而暗晦，即为阴黄。当以猪膏润燥，发灰入血和阴，俾脾胃之阴得其和，则气血不滞，而湿热自从小便去矣。盖瘅病皆因湿热郁蒸，相延日久，阴血必耗，不论气血二分，皆宜兼滋其阴，故云诸黄主之。

猪膏发煎

猪膏半斤　乱发如鸡子大三枚

上二味，和膏中煎之，发消药成，分再服，病从小便出。

黄瘅病，小便色不变，欲自利，腹满而喘，不可除热，热除必哕，哕者，小半夏汤主之。方见痰饮。

此湿多热少气虚之证也。小便黄赤如金则为黄瘅，此小便色不变，欲自利者，肌表必是淡黄而不枯燥，乃湿郁热微，气虚之证也。湿滞于脾，则为腹满，脾湿壅肺则为喘逆。然有湿无热，不可再除其热，但除热之剂，必以苦寒而伤胃阳，则阴湿不行，化为痰饮，上逆作哕，故以半夏、生姜涤痰除饮而止哕逆，俟哕止，再治其瘅。要知小半夏汤，非黄瘅之专方，窃拟小半夏加茯苓汤可以善后耳。

男子黄，小便自利，当与虚劳小建中汤。方见虚劳。

此虚黄通治之方也。凡病黄瘅，小便极黄不利而为实，此男子黄而自利，知无外邪壅滞所致也。其人必因饮食先伤胃中营卫，入房而伤肾中之阴，数扰其阳，相火冲于脾胃，湿热合蒸，脾阴亏极，黄越于外，则显肌肤黄燥，斯乃脾肾内伤所致，是无发表攻下之理，当以虚劳同治。故用小建中汤补和胃中营卫，资生肾水而镇阳光，俾相火不乘于土，则不治黄而黄自退矣。

额上黑，微汗出，手足中热，薄暮即发，膀胱急，小便自利，名曰女劳瘅，腹如水状不治。

此因女劳而成瘅也。黄瘅由酒谷伤于脾胃，相招外邪酿成，已悉于前，此由房劳伤肾，阴水亏而阳火盛，外邪袭入，壅遏胃关，脾胃湿热，聚而不化，相火挟邪上逆于胃，胃肾互蒸，则额上黑而微汗出。脾肾互蒸，则手足中热，而肌肤黄黑。盖申酉阳明自旺，湿热下流膀胱与肾，为薄暮即发。证显发热恶寒，此显经病也，若腑病则膀胱胀急矣。阴精受邪，气分不为邪阻，故小便自利。日久必致脾肾气血两瘅，则腹胀满，曰腹如水状，即不治矣。

黄家日晡所发热，而反恶寒，此谓女劳得之，膀胱急，少腹满，身尽黄，额上黑，足下热，因作黑瘅，其腹胀如水状，大便必黑时溏，此女劳之病，非水也，腹满者难治，消矾散主之。

此女劳证治之方也。女劳瘅亦因湿热而成，所以概谓黄家必因房劳，先伤肾水，并及膀胱亦虚，火起下焦，而为女劳。

然肾关郁而胃气不转，日晡阳明旺时，湿热下流肾与膀胱，证显发热而反恶寒，膀胱胀急，故少腹满。然膀胱主周身阳气，而受湿热郁蒸，达于皮肤，则身尽黄。肾水虚而阴火上腾，则额上黑，下流则足下热。夫黄为土色，黑为肾色，脾肾湿火，互相蒸发，则脸额与身之皮肉，黄中带黑，而为黑瘅。但房劳伤肾，则胃关不利，湿热下趋膀胱，相火则上逆于胃，湿火互蒸，故腹胀如水状。而肾火上入胃中，逼迫渣滓下奔，所以大便必黑而时溏，此女劳致伤精血两痹，卒难解散，是非水肿腹满，故曰难治。方用消石咸寒，取其剽悍，疾趋病所，而清湿热，又逐热瘀之血；本草谓矾石能除痼热，深于骨髓，以清肾与膀胱湿热而消瘀结；大麦粥汁和服，引药入胃，先清湿热之源，俾瘀热不得流肾为患。日以三服，欲使药力继续，当使小便微黄，大便微黑，则病随大小便而去，曰小便正黄，大便正黑，是其候也。

消 矾 散

消石　矾石烧，等分

上二味为散，大麦粥汁和服方寸匕，日三服，病随大小便去，小便正黄，大便正黑，是其候也。

论曰：饮食酒味，内伤脾胃，风寒袭入，湿热郁蒸而成，黄瘅本之于胃，经谓已食如饥者为胃瘅。然邪伤于胃，上逆则为目黄，下流则溺黄赤，困郁于脾，故安卧而为黄瘅，若外越则皮肤尽黄矣。《金匮》从胃而推广其义，食伤为谷瘅，酒伤为酒瘅，房劳伤肾，胃肾互蒸，为女劳瘅，补其脉证，而兼治逆之变也。谓脉浮而缓者，乃胃湿挟风而言也。趺阳脉紧而数者，乃互风寒两伤而言也。尺脉浮而伤肾者，土邪流克于肾水也。趺阳脉紧为伤脾者，以寒邪而从阴也。然湿邪上溢，食谷即眩，而谷气不消，胃中苦浊，浊气下流，则小便不通，为阴被其寒，热流膀胱，身体尽黄，邪之阴阳，各从其类也。心中热而懊恼，足下热，目青面黑，如啖蒜齑状，此乃热多湿少。不能食，时欲吐，无热，清言了了，腹满，而为湿多热少。额上黑，微汗出，手足中热，薄暮即发，膀胱急，小便自利，为女劳瘅。以消矾散去热行瘀，大黄消石汤治肚热内实之证，桂枝加黄芪以治病邪在表。湿热内蒸，寒热不食，以茵陈蒿汤而泻之。酒湿盛而热痛在心，栀子大黄以从下彻。湿从下受，邪在气分者，以茵陈五苓而宣导之。邪伤血分，而以猪膏发煎之润。虚黄小便自利，而色不变，用小建中汤专补营卫。或治逆而痰多，小半夏以为救逆。贼邪陷郁于土而腹痛，柴胡汤可以升提。以上数条是明表里阴阳寒热虚实标本，乃治瘅至精至妙之法，今之俗辈不读《金匮》，记读歌括方书，犹弃诸大海，认一浮沤①而为全潮矣。

附　方

瓜蒂汤，治诸黄。方见暍。

瓜蒂汤，吐药也，若邪冲于胸膈，或心烦懊恼欲吐，而无他病者，当用此汤。吐去黄水，因其高而越之也。

千金麻黄醇酒汤，治黄瘅。

外感风寒，湿热在表，郁畜成黄，或脉自浮，当以汗解者，用此一味煮酒，使其彻上彻下，行阳开腠而驱营分之邪，则黄从表解矣。

麻黄三两

上一味，以美酒五升，煮取二升半，顿服尽，冬月用酒，春月用水煮之。

---

①　浮沤（ōu 欧）：水面上的泡沫。

卷十六

惊　悸论二条　方一首

寸口脉动而弱，动即为惊，弱则为悸。

　　此以动弱之脉而定惊与悸也。惊从外入，悸是内发，而动脉属阳，外邪入于心包，心气躁盛，血脉不宁，邪正相搏，则脉动而为惊也。弱脉属阴，心气不足，而血亦不能荣养，气血两亏，包络之火以挟外邪，搏动则悸，或心气虚，而无外邪，肾水上陵亦悸，故曰弱则为悸，悸者，心神恍惚跳动，不能自主之貌也。然惊与悸皆属于心，所以诊脉同于寸口，但辨动则气病，为惊为实。弱则血病，为悸为虚也。

心下悸者，半夏麻黄丸主之。

　　此外感心悸之方也。悸病虽属心虚，然致病之因，有水停心下者，有心包血虚火旺者，有肾水陵心者，有痰饮上逆者，各各补泻不同。此因外之微邪袭于心包，以挟内饮所致，故用半夏涤饮，麻黄通阳散邪，然老痰非此不能开豁，所以用之。

半夏麻黄丸

半夏　麻黄等分

上二味，末之，炼蜜和丸小豆大，饮服三丸，日三服。

吐　血论九条　方二首

夫酒客咳者，必致吐血，此因极饮过度所致也。

　　酒为熟谷之液，其性大热，经谓因而大饮则气逆。逆则湿热蓄聚于胃，下流伤肾，而挟相火上薰伤肺，肺伤则咳，咳则气乱不能摄血则吐血，所谓极饮过度所致。当先清酒毒，勿治其血也。

寸口脉弦而大，弦则为减，大则为芤，减则为寒，芤则为虚，寒虚相搏，此名曰革，妇人则半产漏下，男子则亡血。注见虚劳论中。

夫吐血，咳逆上气，其脉数而有热，不得卧者，死。

此阴气素亏，外邪传里之吐血也。心包血分受邪，则气逆不能主血，血热妄行而吐血也。心气既逆并挟阴火上刑肺金，则咳逆上气。然阴亏则火焰而挟表，故脉数有热，乃真阴已竭，阳无所附，气逆上升，故不得卧者死。

心气不足，吐血、衄血，泻心汤主之。

此心气受邪而为不足也。心为君火而主血，风火感袭，扰乱营血，即心热而络脉溢也。然心火亢极，血热妄行，肺气不能摄血，故吐血或衄血，所以大黄、黄连、黄芩统泻三焦实火，俾邪去而血自宁，因火制方，名曰泻心汤也。

泻心汤

大黄二两　黄连一两　黄芩一两

上三味，以水三升，煮取一升，顿服之。

吐血不止者，柏叶汤主之。

此寒邪传内吐血而出方也。外寒传入心包，经络之血不得归经则吐血不止，故用干姜、艾叶辛热散寒而行瘀血，使邪去则血自归经矣。然血既不止，则血亡火炎，故以柏叶养阴之正，马通沉降以泻浮逆之火而为助也。

柏叶汤

柏叶三两　干姜三两　艾三把

上三味，以水五升，取马通汁一升，合煮取一升，分温再服。

师曰：尺脉浮，目睛晕黄，衄未止。晕黄去，目睛慧了，知衄今止。

此外感风热致衄也。肝窍开于目，肾水华于睛，肝肾阴虚，而膀胱之气亦虚，故致尺脉浮。目睛晕黄者，乃风热挟火，扰害手足阳明经络，迫血妄行而致衄也。然风气通肝，肝风炽盛，故目睛晕黄，知衄未止。若晕黄去，乃邪气解散，不迫于上，则目睛慧了，知衄止矣。

又曰：从春至夏衄者太阳，从秋至冬衄者阳明。

此火旺水亏致衄也。春夏诸阳气浮于外，而手足太阳经络亦在于外。手太阳小肠属火，足太阳膀胱属水，然水衰火旺，邪逼肺气致衄，应补足太阳而泻手太阳，故当从太阳而治。秋冬阳伏于内，手足阳明经络居内，手阳明大肠属金，足阳明胃属土，土金气虚而不生水，邪热内淫于金则衄，应补阳明而泻太阳，故从秋至冬属阳明也。

病人面无色，无寒热。脉沉弦者，衄。浮弱，手按之绝者，下血。烦咳者，必吐血。

此辨衄下吐血之脉也。面无色即面白而无神气也，盖血随气转，气行血行，气虚不能统血上华于面，故面无色。邪入于内，而外无寒热，故脉沉弦，沉为气虚兼郁，弦属中虚卫结。然卫陷于血，血随阴火上行经络虚处而出，故衄也。若面无色而脉浮弱者，浮为阴虚，弱为阳弱，按之绝者，气不摄血，血垂降聚于肠胃，则下血矣。若面无色，脉浮弱，按之绝者，乃阴阳皆虚而气不摄血，则下血矣。然龙雷无制，上冲阳道，扰淫于心则烦，淫肺则咳，咳则气逆于上，血亦随之而上，故吐血也。

衄家不可发汗，汗出必额上陷，脉紧急，直视不能眴，不得眠。注见伤寒太阳篇。

论曰：经云怒则气逆，甚则呕血，因伤肝气而不藏血也。少阴所谓咳则呕血者，水虚不能制火，阳脉之逆也。肺脉搏坚而长，当病唾血者，木火盛而刑克肺气之衰也。悲哀太甚则包络绝，阳气内动，发则心下崩，数溲血者，心胞自伤也。阳络伤则血外溢，血外溢则衄血，阴络伤则血内溢，血内溢则后血者，概言衄吐下血，各有所伤之关键也。以上皆是内伤脏腑而致吐衄血也。仲景拈出寸口脉弦而大，弦则为减，大则为芤，减则为寒，芤则为虚，寒虚相抟，此名曰革。妇人则半产漏下，男子则亡血者，乃以革脉发明后天中气虚而木胜克土之失血也。又曰吐血咳逆上气，其脉数而有热，不得卧者死，乃伤先天阴气，吐血之剧证也。酒客咳者，必致吐血，乃酒毒伤胃所致。此皆世所不言，诚补《内经》之未备耳。而以泻心汤治风热之吐血，柏叶汤治寒伤营血之吐血，此明外感吐血之两大法门，俾人热者寒之，寒者热之，虚者补之，实者泻之，不可一概混以滋阴而为定法，但内伤仅言脉证而不出方，欲人反复推明其义，则当补泻而补泻之也。

下　血论二条　方一首

下血，先便后血，此远血也，黄土汤主之。

夫人五脏六腑之血，全赖脾气统摄，健运流行，则肺气通调，血随气转，会于膈俞，而统分脏腑，周身经络，是无瘀逆之患。其或统运失常，胃气不和，逆而上行，血随气转则吐血，若胃气下陷，则血亦随之下降而为便血矣。此先便后血者，乃因饥饱先伤脾胃，气虚下陷，因虚而受寒湿流于小肠，血瘀气滞，相随化物之气传入大肠，渣滓前行而下，血继后行而出，所以先便而后血，故为远血，即小肠有寒，其人下重便血是也。故用甘、术健脾养胃，灶中黄土同附子以燥寒湿而温脾气，使脾温则健运如常，而肠胃之邪得去，则便血自止，地黄、阿胶以养阴血，但虑附子辛热，过伤庚金，以黄芩保护除其肠热耳。

黄土汤

甘草　地黄　白术　附子炮　阿胶　黄芩各三两　灶中黄土半斤

上七味，以水八升，煮取三升，分温二服。

下血，先血后便，此近血也，赤小豆当归散主之。方见狐䘌中。

此大肠湿热之蓄血也。大肠乃主清肃传道之职，而湿热之邪蓄聚大肠，血瘀不行，小肠传化渣滓入于大肠，则大肠所瘀之血前行至于直肠，故先血后便者，为近血也。故以赤小豆味酸气寒，专清血分湿热，当归养血，则血得归经，兼驱其风，以浆水酸寒，清热收敛而止血也。

胸满瘀血论二条

病人胸满，唇痿舌青，口燥，但欲漱水不欲咽，无寒热，脉微大来迟，腹不满，其人言我满，为有瘀血。

病者如有热状，烦满，口干燥而渴，其脉反无热，此为阴伏，是瘀血也，当下之。

此辨瘀血脉证也。设气分受邪，壅逆痰饮，抟结而致胸满者，则当烦躁气逆喘满，不应唇痿，此胸满唇痿，乃血瘀于胸，故满。不荣于唇则唇痿，唇痿者即淡白而不燥也。血凝上焦则舌青。气滞化热则口燥漱水不欲咽。然邪居于血，故无寒热。气虚不能统血，内瘀不充于经，经脉失血，故脉微大，血滞而气不独行，故脉来迟，即芤虚之状也。假令气分热盛，则腹胀满，今腹不满而言我满者，乃外虽不满，内脏血壅气滞而胀，故言我满，知是瘀血矣。如有热状者，非真有热，即烦满口干燥而渴，如有热状耳，然脉无洪大数疾，为反无热，但脉与证寒热不合，是非气分受邪，乃血滞不行，而阴伏于内，是瘀血也。既有瘀血，则当下之，即犀角地黄、抵当汤丸之类也。

卷十七

呕论十一条　方四首

夫呕家有痈脓，不可治呕，脓尽自愈。注见厥阴篇。

先呕却渴者，此为欲解。先渴却呕者，为水停心下，此属饮家。呕家本渴，今反不渴者，以心下有支饮故也，此属支饮。

此以呕渴之先后，审欲解与痰饮也。若因他病传来之呕，呕则津液去而邪亦随呕而去，但胃膈干燥则渴，故先呕却渴为欲解。若邪气入内，与痰饮贮积于中，阻抑阳气，熏喉而渴，则渴而欲饮，饮则外水内饮满而上逆故呕。谓先渴却呕，为水停心下，是属饮家矣。夫呕则必伤津液，谓呕家本渴，今呕反不渴者，是饮停胸膈，制其内燥，故反不渴，为属支饮，又以呕后渴为邪解，不渴为停饮之辨也。

呕而胸满者，茱萸汤主之。方注见厥阴篇。

干呕，吐涎沫，头痛者，茱萸汤主之。方注见厥阴篇。

干呕，吐逆，吐涎沫，半夏干姜散主之。

此胃寒之方也。肺胃气虚则寒，肾阴反乘于胃，故干呕吐逆而吐涎沫即《难经》肾邪入脾为涎，邪从所胜来者是也。但无木邪上逆高巅，故不头痛胸满，其病尚浅，仅宜半夏涤饮止呕，干姜温胃，浆水引入阴中散寒足矣。

半夏干姜散

半夏　干姜各等分

上二味，杵为散，取方寸匕，浆水一升半，取七合，顿服之。

呕而脉弱，小便复利，身有微热，见厥者，难治，四逆汤主之。方注见厥阴篇。

呕而发热者，小柴胡汤主之。方注见厥阴篇。

诸呕谷不得下者，小半夏汤主之。方见痰饮中。

此痰饮多而致呕之方也。外邪内入而呕，必自饮食稍进，此痰饮多而外邪少，拒格胸胃之间，气逆而谷不得入，故用生姜散邪，半夏以消痰饮，而止呕逆。

呕而肠鸣，心下痞者，半夏泻心汤主之。

此寒邪入里致痞之呕也。寒邪传里，于痰抟结成痞，居于心下，然痞属阴邪，壅逆风木清阳之气不和，反逆于胃则呕，胃逆下注于肠，则作肠鸣，故用泻心汤，参、甘、姜、枣补胃和中，半夏以涤痰饮，干姜温中散寒，芩、连以清气逆标化之热耳。

半夏泻心汤

半夏半斤，洗 黄芩 干姜 人参各三两 黄连一两 大枣十枚 甘草三两，炙

上七味，以水一斗，煮取六升，去滓，再煮取三升，温服一升，日三服。

干呕而利者，黄芩加半夏生姜汤主之。

此木邪乘胃也。木邪乘胃，上逆则呕，下行则利，今干呕而下利者，外之风寒相合，胃中痰饮抟结，上逆下注，故以小柴胡汤去走表之柴胡，倍半夏、生姜，和中而涤饮止呕，然呕则气逆，故去人参加芍药，是平土中之木也。

黄芩加半夏生姜汤

黄芩三两 甘草二两 芍药一两 大枣十二枚 半夏半斤

生姜三两

上六味，以水一斗，煮取三升，去滓，温服一升，日再夜一。

呕吐而病在膈上，后思水者解，急与之。思水者，猪苓散主之。

此呕吐饮去以防内燥之方也。痰饮阻抑胸膈，挟邪上逆呕吐，故为病在膈上。吐后思水，乃外邪与胸膈痰饮已去，故思水者即病解矣，犹恐余邪内伏，而成胃热膈燥，则当急与，以救胃中津液，是杜膈消之患。所以白术安胃和中，二苓通渗胃家内伏之邪，使从膀胱而去，即首卷渴与猪苓汤之义。

猪苓散

猪苓　茯苓　白术各等分

上三味，杵为散，饮服方寸匕，日三服。

论曰：中上二焦气虚，脾胃受邪而上逆，则为呕、为吐、为哕，经谓食则呕。物盛满而上溢，则知胃为呕之总司，乃脾失健运之常为本也。又有他脏传邪致呕，经谓阴气在下，阳气在上，诸阳气浮，无所依从而呕者，乃阴邪盛而入胃格阳上逆之呕也。足太阴病，舌本强，食则呕，胃脘痛者，脾湿化痰而失转运之呕也。肝所生病，胸满呕逆者，木邪乘胃上逆而呕也。肾脉微缓为洞，洞者食不化，下嗌还出，乃肾气虚而胃关不利之呕也。胆液泄则口苦，胃气逆呕，苦为呕胆，胆邪乘胃而呕也，以诸详之，则脏腑传乘明矣。《金匮》谓痈脓而呕，先呕却渴为欲解，先渴却呕为水停心下。呕家本渴，今反不渴，为心下有支饮者，呕而胸满者，干呕吐涎沫，头痛者，呕而脉弱，小便复利，身有微热，见厥者，呕而发热者，诸呕谷不得下者，呕而肠鸣者，干呕而利者，呕吐而病在膈上，后思水者，乃以

表里阴阳，寒热虚实，痰饮标本，而补《内经》之未发，故当
《内经》《金匮》合参则备矣。

吐 胃 反 论九条 方四首

趺阳脉浮而涩，浮则为虚，虚则伤脾，脾伤则不磨，朝食
暮吐，暮食朝吐，宿谷不化，名曰胃反。脉紧而涩，其病难治。

　　此诊趺阳则知脾胃气之虚实也。浮为血虚，涩为气滞，血
虚气滞，故脉浮而涩。而浮则为虚，虚乃脾营虚，为虚则伤脾。
然营虚而致卫气亦虚，气不独行，为脾伤则不磨。而脾既伤则
胃气亦伤，脾胃两伤，故宿谷不化，则津液聚结化而为痰，留
滞中官，则朝食暮吐矣。盖朝属胃气稍旺而能食，脾虚不运则
暮吐，暮属脾气稍旺而能食，胃虚不纳则朝吐，所以朝食暮吐，
暮食朝吐者，当分脾胃阴阳之虚实而治也。但脾胃脉当和缓为
平，此见紧涩贼克之脉，故为难治。

寸口脉微而数，微则无气，无气则营虚，营虚则血不足，
血不足则胸中冷。

　　此上焦营卫俱虚而胃反也。寸口主气，微脉见于寸口，是
上焦气虚，谓微则无气，第气虚则邪火妄行，脉即数矣。盖血
随气转，气行则血行，此卫虚不布于胸，营亦不随济于上，谓
无气则营虚。但营虚则血不调，气虚则胸不暖，谓胸中冷，胸
冷则不化谷，以故胃反也。

问曰：病人脉数，数为热，当消谷引饮，而反吐者，何也？
师曰：以发其汗，令阳微，鬲气虚，脉乃数，数为客热，不能
消谷，胃中虚冷故也。脉弦者，虚也，胃气无余，朝食暮吐，
变为胃反。寒在于上，医反下之，令脉反弦，故名曰虚。

　　此治外感发汗伤阳，误下伤胃，皆变胃反也。脉数为热，

胃热则当消谷引饮，而反吐者，乃因他病发汗，致伤胸膈之阳，谓阳微膈气虚。而膈气既虚，邪反不去，客热狂走，故脉数，数属客热也。然中焦元气亦伤，胃中正虚不能消谷，所谓胃中虚冷。脉弦者胃虚也，因木火邪旺，则土气衰弱，胃气无余，脾不健运，胸膈气虚不能拦，阻食气上逆，故朝食暮吐，变为胃反。若寒邪居上，医反下之，徒伤胸胃之气，木陷土中，亦致脉弦胃反，令脉反弦，故名曰虚，谓胃膈之气虚也。盖有不因汗下而得胃反，亦因木盛土虚，中上二焦气弱者同，故仲景引之而互明也。

病人欲吐者，不可下之。

此上虚欲吐，毋更虚下也。膻中气虚，兼之脾胃受邪，其机上逆，所以欲吐，若下之而违逆其机，更伤血分，则病变无穷，故不可下。

胃反呕吐者，大半夏汤主之。《千金》治胃反不受食，食入即吐。《外台》治呕，心下痞硬者。

此偏痰多之方也。胃反本于营卫两虚，木气乘脾而不健运，津液化为痰饮，卫气逆而化火，痰火上溢，则胃反呕吐。故用人参甘温滋润补养脾胃，合蜜润燥而生营卫，半夏涤饮下逆而退其标，水蜜合扬二百四十遍，取其性柔，以养胃阴而不燥也。

大半夏汤

半夏二升，洗　人参三两　白蜜一升

上三味，以水一斗二升，合蜜扬之二百四十遍，煮药取二升半，温服一升，余分再服。

食已即吐者，大黄甘草汤主之。《外台》又治吐水。

此偏火盛之方也。木火之邪结于肠胃血分，气反逆与胸膈，以故食已即吐。经谓胃主血所生病，故用大黄以破血分之热，甘草以调胃气，俾肠胃通而食下，则不吐矣。此方脾胃干结者宜之，当与上"不可下"之条反覆互看，始得仲景前后之意。

大黄甘草汤

大黄四两　甘草一两

上二味，以水三升，煮取一升，分温再服。

胃反，吐而渴欲饮水者，茯苓泽泻汤主之。

此外风乘胃，脾虚成饮之方也。风气通肝，木盛制土，脾胃气郁而反上逆，则为胃反。然吐则痰饮去而风火炽盛，胃津枯燥，以故吐而渴欲饮水。但木旺土衰，则水寡于畏，肾水反溢为饮。治当健脾，以除伏邪宿饮，故以姜、桂、术、草，健脾和营卫而驱邪外出，苓、泽渗导胃肾之余饮也。

茯苓泽泻汤《外台》治消渴脉绝，胃反者，有小麦一升。

茯苓半斤　泽泻四两　甘草二两　桂枝二两　白术三两　生姜四两

上六味，以水一斗，煮取三升，内泽泻，再煮，去滓取二升半，温服八合，日三服。

吐后，渴欲得水而贪饮者，文蛤汤主之。兼主微风，脉紧，头痛。

此亦风邪入胃之方也。木火内燔，乘入于胃而无痰饮相挟，风火上升则吐，伤其津液，余风未散，故吐后渴欲得水而贪饮，乃外水不能制其胃燥也。故用文蛤咸寒清热，软坚散结，以麻、杏、甘、石，清散在里余邪，而通热郁，姜、枣以和营卫，盖脉紧为寒壅头痛，麻黄散寒，所以兼主之。

文 蛤 汤

文蛤五两　麻黄　甘草　生姜各三两　石膏五两　杏仁十个

大枣十二枚

上七味，以水六升，煮取三升，温服一升，汗出即愈。

哕论四条　方三首

哕而腹满，视其前后，知何部不利，利之即愈。

此明实哕之治也。哕者，俗谓呃也，邪传于胃，正邪壅遏，气逆上冲于肺，肺不受触，转还入胃，两气相抟，则为哕矣。《灵枢》谓故寒气与新谷气，俱还入胃，新故相乱，真邪相攻，气并相逆，复出于胃，为哕，明是胃邪壅逆冲肺耳。然肺气不达下焦，则二便不利，以故哕而腹满。即当视其何部不利，而利之即愈。盖利前部者，利小便也，使膀胱气化，而肺气则得下达。利后部者，即通大便也，使大肠气通，则肺气得下。俾二气通调，胃气得转，故利之则愈。

病人胸中似喘不喘，似呕不呕，似哕不哕，彻心中愦愦然无奈者，生姜半夏汤主之。

此形寒饮冷伤肺而挟痰也。似喘不喘，似呕不呕，似哕不哕，诚不是喘，不是呕，不是哕也。彻者，通也，仅是通心中愦愦然无奈，即泛泛恶心之义也。因形寒饮冷，肺家受寒，内挟痰饮抟聚胸膈之间，所以生姜温肺散寒，半夏涤饮，俾寒散而痰饮下降，愦愦然无奈即止矣。盖生姜半夏汤与小半夏汤何异？但小半夏汤主涤痰饮，所以半夏为君，此因形寒饮冷伤肺，以生姜汁再煎，温肺散寒为君，故名生姜半夏汤也。

生姜半夏汤

生姜一斤　半夏半升

上二味，以水三升，煮半夏，取二升，内生姜汁，煮取一升半，小冷，分四服，日三夜一。呕止，停后服。

干呕，哕，若手足厥者，橘皮汤主之。

此木邪临胃致哕，即呃而干呕也。内无痰饮相挟，木邪乘胃，而胃气不伸，故作干呕，胃邪冲肺则哕。胃气郁逆不布四肢则手足厥，然脉必沉实有力，是非沉迟虚寒之比。故用橘皮、生姜，味辛气温，宣散胃家壅逆之气为主，俾胃气布行四肢，则呕哕止而厥自退，经谓木郁达之是也。

橘皮汤

橘皮四两　生姜半斤

上二味，以水七升，煮取三升，温服一升，下咽即愈。

哕逆者，橘皮竹茹汤主之。

此胃虚受邪致哕也。胃虚受邪，挟痰冲肺则哕。然胃气虽虚，是非虚败哕逆，但是胃中邪气不散，故以人参、甘草养胃和中，姜、枣补胃而宣通中上二焦营卫，俾中气和而肺气自能散布，竹茹善清风邪胃热能消热痰，橘皮以散胃逆之气。

橘皮竹茹汤

橘皮二斤　竹茹二升　大枣三十枚　生姜半斤　甘草五两　人参一两

上六味，以水一斗，煮取三升，温服一升，日三服。

论曰：哕逆病，有胃虚、痰火、瘀血、虚寒、实热、胃绝诸证，此上仅言外感风寒乘胃，气壅所致，余皆未尽，慎勿一途论治。

下　利 论二十四条　方二首　附方二首

夫六腑气绝于外者，手足寒，上气，脚缩。五脏气绝于内者，利不禁，下甚者，手足不仁。

此下利将绝之征，但重于胃肾也。六腑为阳，气行于外，盖胃为众腑之源，而源气衰，阳不充于四肢，则众腑之阳亦弱，故手足寒，上气脚缩，即阳虚而现诸寒收引之象也。诸脏属阴，藏而不泻，然五脏之中，肾为众阴之主，真阳所寄之地，但真阳衰微，则五脏气皆不足，胃关不合，泻而不藏，则利不禁而下甚，甚者，阳气脱而阴血痹着不行，故手足不仁。此仲景本意，欲人治下利必以脾肾为要也。

下利清谷，不可攻其表，汗出必胀满。

下利脉沉而迟，其人面少赤，身有微热，下利清谷者，必郁冒，汗出而解，病人必微厥，所以然者，其面戴阳，下虚故也。

下利手足厥冷，无脉者，灸之不温。若脉不还，反微喘者，死。少阴负趺阳者，为顺也。

下利腹胀满，身体疼痛者，先温其里，乃攻其表。温里宜四逆汤，攻表宜桂枝汤。

下利后脉绝，手足厥冷，晬时脉还，手足温者生，脉不还者死。

下利清谷，里寒外热，汗出而厥者，通脉四逆汤主之。

下利脉沉弦者，下重。脉大者，为未止。脉微弱数者，为欲自止，虽发热不死。

下利有微热而渴，脉弱者，令自愈。

下利脉数，有微热，汗出，令自愈。设脉紧为未解。

下利脉数而渴者，令自愈。设不差，必圊脓血，以有热故也。

下利脉反弦，发热身汗者，愈。

下利，寸脉反浮数，尺中自涩者，必圊脓血。

下利谵语者，有燥屎也，小承气汤主之。

热利下重者，白头翁汤主之。

下利后更烦，按之心下濡者，为虚烦也，栀子豉汤主之。以上方注皆见厥阴篇。

下利气者，当利其小便。

此即利而失气也。木邪乘胃，邪正两实之气陷滞肠间，下逼失气，谓下利气。《内经》风淫于内，得后与气，则快然如衰之义。然肠间之气郁而不得上行，故利小便，乃使肺气下通于膀胱，而大肠之气则得上行于肺胃，气不下迫，利气自止，故当利其小便也。

气利，诃梨勒散主之。

此下利气之方也。前云当利小便，此以诃梨勒味涩性温，反固肺与大肠之气，何耶？盖欲大肠之气不从后泻，则肺旺木平，气走膀胱，使小便自利，正为此通则彼塞，不用淡渗药，而小便自利之妙法也。

诃梨勒散

诃梨勒十枚，煨

上一味，为散，粥饮和，顿服。

下利三部脉皆平，按之心下坚者，急下之，宜大承气汤。方见痉病。

此伤食下利也。脉来不数不迟，不浮不沉，和缓如常，乃为土气冲和，则为无病。此三部脉皆平，下利而按之心下坚者，脉证不符，是非风寒所属，当责食填胃中，未伤血气而不形于脉也，故用大承气汤峻攻有形之滞，则下利自止，经谓土郁夺之，通因通用之法也。

下利脉迟而滑者，实也，利未欲止，急下之，宜大承气汤。

此亦食滞之利也。食壅于胃，气道不利，故脉来迟，然脉虽迟，而非虚寒之比，但迟为气壅，滑为血实，血实气壅，水谷为病，故为实也。内滞中气不和，利未欲止，但恐土实而伤肾水，水浅渐成停搁之患，故宜大承气汤，急夺其邪也。

下利脉反滑者，当有所去，下乃愈，宜大承气汤。

此亦食壅致利也。若因风寒下利，脉必数疾。若属虚者，脉必迟涩微弱。此反见滑，水谷为病，乃属有余，曰当有所去，宜用大承气汤夺之。

下利已瘥，至其年月日时复发者，以病不尽故也，当下之，宜大承气汤。

此旧积之邪复病也。下利瘥后，至期年月日时复发者，是前次下利之邪，隐僻肠间，今随脏腑司令之期，触动旧邪而复发，然隐僻之根未除，终不能愈，故当大承气迅除之耳。

下利肺痛，紫参汤主之。

此木邪挟火刑金之方也。风木挟火刑金，肺气壅而不利，即胸中痛，气不利而水走后阴，脏邪移腑，故肺痛而下利，犹如肺痛，咳即胸中隐痛之类也。故用紫参苦寒，能通血气，而治肺痛，本草谓主心腹积聚，寒热之邪，好古谓治血痢以此散瘀止痛，甘草以调中气而清热，则痛利自止。

紫 参 汤

紫参半斤　甘草三两

上二味，以水五升，先煮紫参，取二升，内甘草，煮取一升半，分温三服。

下利便脓血者，桃花汤主之方。注见少阴篇。

附　方

千金翼小承气汤，治大便不通，哕数谵语。

《伤寒》厥阴篇中下利谵语，利而有燥屎，以通因通用，用小承气汤轻利和中。此燥屎内结，大便不通，壅逆胃邪上行而哕数谵语，所以亦宜轻利和中，而涤热开结也。

外台黄芩汤，治干呕下利。

木火炽盛，横格中焦，邪气上逆，则为干呕。逼迫水谷下奔，则为下利。然木火上逆下逼，故用人参、大枣和养脾胃之气，半夏、干姜涤痰温中而止呕逆，以黄芩专清风化之热，桂枝宣和营卫而驱风也。

黄芩　人参　干姜各三两　桂枝一两　大枣十二枚　半夏半升

上六味，以水七升，煮取三升，分温三服。

卷十八

疮痈肠痈论三条　方四首

诸浮数脉，应当发热，而反洒淅恶寒，若有痛处，当发其痈。师曰：诸痈肿，欲知有脓无脓，以手掩肿上，热者为有脓，不热者为无脓。

此辨痈疽阴阳脉证也。诸浮数脉，似乎外感风热在表，然风邪应当发热，而反洒淅恶寒，且有痛处，乃营气不从，邪气逆于肉理，凝滞气血而发痈也。见痈肿既成，欲知阴阳，则能定治，故以手按肿上，热者，乃邪热壅气所成而属阳，火热腐化血肉，故知有脓；不热者，乃阳气衰微，阴寒凝滞气血，肌肉坚硬不仁，而属阴，不能腐溃血肉，则知无脓矣。盖热与不热是验阴阳之大法，兼互成脓未成脓之辨也。

肠痈之为病，其身甲错，腹皮急，按之濡，如肿状，腹无积聚，身无热，脉数，此为肠内有痈，薏苡附子败酱散主之。

此出肠痈证与方也。风寒感人躯壳之里，大小肠间，壅逆气血，营卫不利，则成肠痈，若妇人经产，瘀血不尽，亦可成之。然瘀血成痈，不充皮肤肌肉，故身甲错，甲错者，肌肤犹如风干鱼鳞之状也。痈成于肠，内气壅逆，则腹胀满，而腹皮急，肠痈不在躯壳，故按之濡，犹如肿状。腹无积聚者，言腹中素无血瘕癥痞。不由内疾之变，又无表症，谓身无热，但得脉数，则内痈毒盛，当识其肠内有痈矣。若见诸证，腹中必然痛楚不堪，即是肠痈之征，故用薏苡清燥肠中湿热而破壅肿，败酱善排瘀血为脓而利结热之标，因感外寒成痈，所以附子行阳散寒，破其壅滞之本耳。

薏苡附子败酱散

薏苡仁十分　附子二分　败酱五分，即苦菜

上三味，杵为末，取方寸匕，以水二升，煎减半，顿服，小便当下。

肿当作肠字痈者，少腹肿痞，按之即痛，如淋，小便自调，时时发热，自汗出，复恶寒。其脉迟紧者，脓未成，可下之，当有血。脉洪数者，脓已成，不可下也。大黄牡丹皮汤主之。

前言肠痈始起之辨，此成脓未成脓之脉与方也。肠痈始起必因风寒入内，壅逆气血而成其形。然肠居小腹，故少腹肿痞。而小肠乃多血少气，通于前阴，按之内着于痛，所以即痛。气攻小便，则如淋也。但内痈成于血结，不犯膀胱气分，故小便自调。然心与小肠为表里，小肠有痈，心火逆郁不散，则时时发热而自汗出，热收于内，故复恶寒矣。若寒邪未随血肉变脓，脉尚迟紧，可下瘀血。洪大者，邪已随血变化为脓，不可下而再伤肠胃之气，仅宜攻脓破血消痈。故以丹皮、桃仁，辛凉破血行瘀，合大黄、芒硝，破其血分之结，冬瓜子散热下气，设有脓，使从大便而去，无脓则下血矣。

大黄牡丹汤

大黄四两　牡丹一两　桃仁五十个　瓜子半升，即冬瓜子　芒硝三合

上五味，以水六升，煮取一升，去滓，内芒硝，再煎沸，顿服之，有脓当下，如无脓，当下血。

排脓散

肠痈必起于邪壅气血而成。壅气为热，蒸腐血肉成脓，故

以鸡子黄、芍药专补阴血之正，桔梗开提肺气而下行，枳实以宣肠胃气结，俾气利则脓成毒化，故为排脓散也。

枳实十六枚　芍药六分　桔梗一分

上三味，杵为散，取鸡子黄一枚，以药散与鸡黄相等揉和，令相得，饮和服之，日三服。

排脓汤

肠痈乃属大小肠受病，故用甘桔善走手足阳明，开提诸气而宣行解毒，以姜、枣通调营卫，而排血为脓。盖此两方，专治躯壳之内、肠胃之痈而设，徐注谓概治疮痈之方，则混言矣。

甘草　桔梗各二两　生姜一两　大枣十枚

上四味，以水三升，煮取一升，温服五合，日再服。

金　疮论二条　方一首

问曰：寸口脉浮微而涩，法当亡血，若汗出。设不汗出者云何？若身有疮，被刀斧所伤，亡血故也。

此亡血汗家金疮，皆有涩脉，当以证别也。寸口即两手之脉，皆属手太阴也，浮为血虚，微为气弱，血虚气弱，脉则浮微，谓当亡血。然亡血阴亏，气不独行，所以脉涩也。盖汗家液伤气滞，脉亦见涩，若不汗出而脉涩，是金疮去血之脉涩，谓被刀斧所伤，亡血故也。

病金疮，王不留行散主之。

此金刃所伤皮肉筋骨，故为金疮，乃属不内外因。因伤而血去，气滞不能统血，灌于皮肉脉络，所以脉涩。然气血得行，则疮口易合，故用王不留行苦平通利血脉，能止金疮之血而逐痛。蒴藋主折伤续筋骨、通血脉。但金疮当取生气为本，故利肺气，即诸气长而血自生，俾血生，则灌续于脉络，疮口易能收敛。故用桑东南根，乃得生气而生气血，烧灭存性取黑色，而能止血。甘草补脾胃而和营卫，椒、姜温养气血得暖，则行诸经筋脉。以厚朴疏导内郁之气，芩、芍以清气滞之热，而温补宣行，所以产后亦用。若风寒乃经络为病，当以发散为主，桑根下降，故勿取之。

王不留行散

王不留行八月八日采　蒴藋细叶七月七日采　桑东根　白皮各十分，三月三日采　黄芩二分　川椒三分，除目及闭口出汗　甘草十八分　厚朴二分　干姜　芍药各二分

上九味，桑皮以上三味，烧灰存性，勿令灰过，各别杵筛，合治之为散，服方寸匕。小疮即粉之，大疮但服之，产后亦可服。如风寒，桑根勿取之。前三物皆阴干百日。

浸　淫　疮 方一首

浸淫疮，从口流向四肢者，可治；从四肢流来入口者，不可治。浸淫疮，黄连粉主之。方未见。

此即脱疽游丹之类也。邪热蕴积脏腑营卫之间，从内而发，浸淫于皮肤肌肉，为浸淫疮也。从口流向四肢者，热毒自从六腑外泄于肌肉皮肤，渐走四肢，治从外解，故为可治。若从四肢流来入口，热毒先走经络行于四肢，复散肌皮，归于脏腑，内外充斥，伤残真气，故不可治。然黄连一味为粉，外敷内饮，专解流向四肢之毒，非流来入口之方也。

卷十九

跌蹶手指臂肿转筋狐疝蛔虫论共七条　方三首

师曰：病跌蹶，其人但能前，不能却，刺腨入二寸，此太阳经伤也。

此跌蹶当辨经络而治也。人身足阳明脉络于腿外侧之前，太阳脉络于腿外侧之后，少阳脉络于腿外侧之中也。夫跌而致蹶者，足不能行也，然不能行，又当辨其前后治之，但能前者，阳明无伤也，不能却者，乃不能后抵，太阳经脉受伤也。当刺腨入二寸，腨者，即小腿肚，本属阳明，乃太阳经络所过之处，与阳明经气会合于阳承筋间，故刺之，使太阳阳明气血和而无滞，则前后如常矣。

病人常以手指臂肿动，此人身体眲眲者，藜芦甘草汤方主之。方未见。

此治手臂病而出方也。手之五指，乃属肺、大肠、心包、三焦、心与小肠。臂者，统属手之六经，但臂外属三阳，臂内属三阴，阳经从指走头，阴经从胸走手，若手指肿动，则当依经而治。臂肿而动者，当责手足太阴阳明之经，乃被风痰搏击所致，盖足太阴脾主湿，而为生痰之源，风邪内袭，风湿煽化为痰，气虚不充肌肉，故身体眲眲，眲者，肌肉蠕动也。而肺为储痰之器，因脾之风痰上溢于肺，随经走臂，痰气壅逆经隧，故手指臂肿，邪正搏击，气摇则动也。方虽未见，详甘草和中，藜芦善吐风痰，俾痰去则经气疏通，而肿动自愈。此补痰饮走经隧之未备也。

转筋之为病，其人臂脚直，脉上下行，微弦。转筋入腹者，鸡屎白散主之。

此木土不和，风邪而转筋也。风邪乘于脾胃，风湿相搏，以故表里皆病，若风湿盛于经表，则臂脚直。脉上下行而微弦，经谓诸暴强直，皆属于风，亦风淫末疾之义也。或中气虚而木邪内逆，直攻于脏，则转筋入腹，当以鸡屎白下气消积，去风安脾之治，非治臂脚直之方也。

鸡屎白散

鸡屎白为散，取方寸匕，以水六合，和，温服。

阴狐疝气者，偏有小大，时时上下，蜘蛛散主之。

此外肾睾丸之病也。阴狐疝气，乃阴阳之气偏虚受邪，故偏有小大，时时上下，即缩入两跨①，如狐行状，阴出阳没之不定，由肝肾血虚气弱，感受风湿所注之处为病也。故用蜘蛛少腹抽丝者，能引入肝，通经攻毒，而胜风湿。桂枝行阳化气，以伐肝肾之邪，俾阳气盛而阴狐自退矣。

蜘 蛛 散

蜘蛛十四枚，熬焦　桂枝半两

上二味，为散，取八分一匕，饮和服，日再服。蜜丸亦可。

问曰：病腹痛有虫，其脉何以别之？师曰：腹中痛，其脉当沉若弦，反洪大，故有蛔虫。

此蛔虫腹痛之脉也。腹痛病因感风寒者多，若寒邪入里，脉当沉紧，风邪在腹，卫气内结，脉当沉弦，今反洪大，即当肌表发热，而反腹痛，是与脉证不合，知非风寒，当责之蛔虫

_____

① 跨：同"胯"。

所致。若四时腹痛病，而不见风寒之脉，当责蛔虫治也。

蛔虫之为病，令人吐涎心痛，发作有时，毒药不止，甘草粉蜜汤主之。

此蛔虫心痛证与方也。上条谓脉反洪大，乃胃中热湿蒸化为虫，若风寒致痛，即当连绵不绝。而不吐涎，此因蛔虫行于上脘，壅塞气道不通，令人吐涎心痛，虫下行则不痛，故发作有时，或壅下脘，即作腹痛可知矣。然攻击风寒猛烈峻剂而为毒药，非杀虫之品，故痛不止。此用白粉杀虫，甘草合蜜和中安胃，草、蜜味甜，诱开蛔口，俾其得药，虫头下向，则痛自止矣。

甘草粉蜜汤

甘草二两　粉一两　蜜四两

上三味，以水三升，先煮甘草取二升，去滓，内粉蜜，搅令和，煎如薄粥，温服一升，差即止。

蛔厥者，当吐蛔，今病者静而复时烦，此为脏寒，蛔上入膈故烦，故须臾复止，得食而呕，又烦者，蛔闻食臭出，其人当自吐蛔，蛔厥者，乌梅丸主之。方注见厥阴篇。

卷二十

妇人杂病论二十三条　方十二首　附小儿疳　虫蚀齿方一首

妇人之病，因虚积冷结气，为诸经水断绝，至有历年，血寒积结胞门，寒伤经络，凝坚在上，呕吐涎唾，久成肺痈，形体损分。在中盘结，绕脐寒疝。或两胁疼痛，与脏相连。或结热中，痛在关元。脉数无疮，肌若鱼鳞。时着男子，非止女身。在下未多，经候不匀。令阴掣痛，少腹恶寒。或引腰脊，下根气街。气冲急痛，膝胫疼烦。奄忽眩冒，状如厥颠。或有忧惨，悲伤多嗔。此皆带下，非有鬼神。久则羸瘦，脉虚多寒。三十六病，千变万端。审脉阴阳，虚实紧弦。行其针药，治危得安。其虽同病，脉各异源。子当辨记，勿谓不然。

此血室受邪，传于脏腑经络现证，而与男子不同治，所以《金匮》另立女科一门也。盖女子二七而天癸至，一月一行，乃为常度，其或参差前后，或经后新产，胞宫气血虚弱，而外邪以从阴门侵袭，则病变无穷。但禀气有强弱，阴阳有偏胜，气血有虚实，风寒有多少，五脏六腑十二经络传乘，以故见证不一也。然妇人之病，因气血虚而风寒袭于子宫，气血不行，谓因虚积冷结气，为诸经水断绝，且非一日发病，至有历年。而血寒积结胞门，乃虚为受病之本，风寒为致病之标，至于日久传于诸经脏腑，气血阴阳，表里上下，神志诸病，变化不测矣。但邪客胞中，相随上焦气虚之处厥而上行，为寒伤经络，凝坚在上，或侵脾胃，则呕吐涎唾，逆于肺脏，营卫不宣，久成肺痈，然骨蒸咳嗽，皆括在其中矣。营卫既伤，则形体损分，若在中盘结，淫于冲脉，则为绕脐寒疝，淫溢胠胁，则两胁疼痛。然经脏相为表里，但经络之痛，其源在于胞宫之脏，为与脏相连，若风邪淫于本官，郁化为热，故曰或结热中，邪正相搏，气郁不通，则痛在关元。夫风者，善行数变，郁化为热，热耗胞门阴血，血虚火盛，而脉数非疮家之脉数，谓脉数无疮。阴血耗而不充于躯壳，则皮肤干燥，为肌若鱼鳞，或逢交合，其邪传于男子，亦病鱼鳞，谓时着男子，非止女身。若感受日浅，未传他经，谓在下未多，只病经候不匀。若寒客凝结，气血邪正相搏，为令阴掣痛，即抽掣相引阴户而痛，阳微阴盛，则少腹恶寒。邪随督脉上逆则引腰脊，若依冲脉则气冲急痛，盖冲脉出于气街，斜入䯞中，循胫骨内廉，邪凑虚处而行，则下根气街。下注厥阴经脉气滞不行，为膝胫疼烦。上逆冲击心神，则为奄忽，奄忽者，骤暴昏昧也，相随肝脉上逆巅顶，则为眩冒，逆而不返，其状犹如厥颠。淫于心肺肝脾肾，五脏神魂情志受伤，故作忧惨悲伤多嚏。以上诸证，乃带脉之下，血海受邪为病，总谓此皆带下，非今人所谓之白带也。虽见眩冒厥颠，忧惨悲伤多嚏，奇怪之证，皆胞门受邪，传于气血心神魂魄所致，非有鬼神所使之耳。邪传脾胃，消削肌肉，久则羸瘦，耗伤心血，故脉虚伤阳则寒，谓脉虚多寒。又十二瘕、九痛、七害、五伤、三痼，为三十六病，然证现千变万端，总属胞门受邪则一，治此必审脉之阴阳虚实紧弦，则知邪之风寒，气血虚实，才能行其针药，治危得安。以上病虽同起于胞门，而有风寒气血虚实，经脏上下之分，随其虚处现症现脉，不能尽述，谓脉各异源，此乃妇科切要之纲领，故嘱子当辨记，勿谓不然。此上数段，皆胞宫一源起病，乃邪随五脏六腑气血虚处现证，故现无穷之变，务须细心体究其意，方能入毂耳。

妇人中风，发热恶寒，经水适来，得之七八日，热除脉迟，身凉和，胸胁满，如结胸状，谵语者，此为热入血室也，当刺期门，随其实而取之。

此谓中风，即大邪中表，风伤卫，传里之病也。发热恶寒，少阳证也，少阳与厥阴相为表里，而厥阴藏血，乃通冲脉血室，经水适来，血室空虚，少阳风热，陷于血室，邪气深入，故七八日来，外则热除而身凉。血阴凝滞，故脉迟而胸胁满，如结胸状。血室之邪冲心，则发谵语，即非有鬼神之义也。然肝与血室相通，故当刺肝之期门穴，随其实处取之，即泻血室之邪也。

妇人中风，七八日续得寒热，发作有时，经水适断，此为热入血室。其血必结，故使如疟状，发作有时，小柴胡汤主之。方见呕中。

此风邪陷入血室而出方也。风伤卫证，七八日来，续得寒热，发作有时者，因经水适来，血室空虚，外邪乘虚内陷，邪血搏击，正邪分争，阴阳更胜，势如疟状，故谓有时。然邪陷血室而得寒热，当责邪在半表半里，故用小柴胡汤和阴阳而提风木之邪上行，使从表出，则病自愈，不必求其血室之补泻也。

妇人伤寒发热，经水适来，昼日明了，暮则谵语，如见鬼状者，此为热入血室。治之无犯胃气及上二焦，必自愈。

热入血室，虽有风寒之别，而邪入则一，所以上下四条，相为一贯也。寒邪伤营而陷于血室，故昼日明了，暮则血海阴邪盛而上冲于心，则发谵语。然肝脏开窍于目，热血抟结，魂不归舍，而反影于目，故如见鬼状，此皆带下，非有鬼神之义也。治此不可犯其胃气，及上二焦之阳，是谓汗吐下之戒，俾中上之阳不伤，阳能正阴，使邪外出，则阴邪下退，经水适来未净，必使经血再行则自愈矣。

血弱气尽，腠理开，邪气因入，与正气相搏，结于胁下，正邪分争，往来寒热，休作有时，默默不欲饮食，脏腑相连，其痛必下，邪高痛下，故使呕也，小柴胡汤主之。

此互风寒陷入血室，舍针法，惟小柴胡为主治也。血室空虚，为血弱气尽，邪气陷入，结于胁下，与正气相搏，故正邪分争，往来寒热，休作有时，邪郁胃间，故默默不欲饮食。然肝胆相连，脏邪凝于下，腑邪冲于上，血室为病，故痛在下，邪高痛下，中州胃气不和，则使呕也。然小柴胡汤表里两解之方，而上下亦可两解，所以用此和之。

阳明病，下血谵语者，此为热入血室，但头汗出，当刺期门，随其实而泻之，濈然汗出者愈。

此伤寒土邪反乘于血室也。大邪传入阳明，湿热炽盛，反淫冲脉血室，血热妄行，故阳明病而见下血，为热入血室。胃热上冲于心，则发谵语而头汗出。故当刺肝之期门，随其邪实之处而泻之，使木能制土，阳明经腑余热，自从周身濈然汗出而愈。盖血室证非惟少阳与阳明之邪而入，要知十二经络脏腑之邪，皆可入之为病，又有血室受邪，传于脏腑十二经络为病。余脏仿此，则神机在我，何惧证见无穷。

妇人咽中如有炙脔，半夏厚朴汤主之。

此血室之邪淫于任脉为病也。前谓凝坚在上，久成肺痈，与此如有炙脔，源同而证异。要知仲景立一言竖一义，是有变化不尽之妙，仿此类推，则得《金匮》之意。盖行经或产后，气血虚而阴门感受风寒，积结胞宫，相随任脉上冲，抵于咽嗌，气逆喧塞，吞之不下，吐之不出，如有炙脔，贴于咽中，故用厚朴、半夏辛温消痰散结而下逆气，苏叶善能归气入阴和血，同生姜以宣营卫而散外入之邪，茯苓渗湿并导逆气下行也。

半夏厚朴汤

半夏一升　厚朴三两　茯苓四两　生姜五两　干苏叶二两

上五味，以水一斗，煮取四升，分温四服，日三夜一服。

妇人脏燥，悲伤欲哭，象如神灵所作，数欠伸，甘麦大枣汤主之。

此子宫受邪，上淫肺气之病也。子宫血虚，故为脏燥。受风化热，相随任脉冲上，而挟心包之火，逼迫肺脏，然肺声为哭，魄气不宁，则悲伤欲哭，象如神灵所作。而金虚肝盛，邪犯胃肾，故数欠伸，即忧惨悲伤多嚏，魂魄之病也。故以甘草缓泻心包之火，小麦益心和肝，兼养胞血，大枣培土生金而和营卫，以济子宫之燥，俾冲任得养，肺气是无陵犯，则悲哭自止。

甘麦大枣汤

甘草三两　小麦一升　大枣十枚

上三味，以水六升，煮取三升，分温三服。亦补脾气。

妇人吐涎沫，医反下之，心下即痞，当先治其吐涎沫，小青龙汤主之。涎沫止，乃治痞，泻心汤主之。小青龙汤见痰饮。

此凝坚在上，呕吐涎唾，而挟新邪之方也。血寒积结胞门，复挟新感外风，相随任脉而上，会合胸膈肺胃之间，凝聚津液，化而为痰，故吐涎沫。然外邪当从表散，而医反下之，诛伐无过，致伤中气，则阴邪上逆与涎相并成痞，若不治涎，余涎尽并于痞，卒难分解，故当先治。用小青龙汤散邪涤饮，风寒两擅其长，使新旧之邪尽去，则涎沫自止，其或痞结未消，又当泻心汤治其痞也。

问曰：妇人年五十所，病下利数十日不止，暮即发热，少腹里急，腹满，手掌烦热，唇口干燥，何也？师曰：此病属带下。何以故？曾经半产，瘀血在少腹不去。何以知之？其证唇口干燥，故知之。当以温经汤主之。

此血寒积结胞门之病也。妇人年五十所，天癸应绝，而反病下利者，因昔半产，寒凝瘀血，积于胞宫，所以新血不能聚于血海，反从下出，而为下利不止，即血山崩倒之疾，非大便下利也。然新血不得留聚血海之内，则阴虚火盛，故暮即发热。血瘀少腹，则里急矣。盖心经脉络，下通胞门，上走手心劳官，血虚火盛，故手掌烦热。心病则脾亦病，故腹满。而脾营不化，故唇口干燥。病在血室，所以为属带下。然何以知其血瘀少腹？盖唇口干燥，此乃血瘀而不上灌，故知之也。但瘀为病根而不去，利何由止，故用温经汤，芎、归、参、芍、姜、桂、萸、甘调和营卫而益气血，为温散寒结，半夏下逆消痰，丹皮散血，麦冬、阿胶保肺通调，但温经散邪，俾瘀血行而病根去，血得归官，则下利止矣。

温经汤

吴茱萸三两　当归　芎䓖　芍药　人参　桂枝　牡丹皮　生姜　甘草各二两　半夏　麦冬各一升，去心

上十二味，以水一斗，煮取三升，分温三服。亦主妇人少腹寒，久不受胎。兼治崩中去血，或月水来过多，及至期不来。

带下，经水不利，少腹满痛，经一月再见者，土瓜根散主之。

此在下未多，经候不匀之病也。胞门受风，未经多日，所以只见经水不利，未致不通。第不利者，乃似通非通，非通似通，来而不畅，止而复来，即行者自行，结者自结，所以少腹

满痛，而一月再见矣。故以土瓜根，即王瓜根也，味苦气寒，能清风化之热，䗪虫活血行瘀，桂枝、芍药以调营卫，而宣阳气，俾风外出，酒引血分散瘀，经自利矣。

土瓜根散阴癫肿亦主之。

土瓜根　芍药　桂枝　䗪虫各三分

上四味，杵为散，酒服方寸匕，日三服。

寸口脉旋而大，弦则为减，大则为芤，减则为寒，芤则为虚，寒虚相抟，此名曰革，妇人则半产漏下，旋覆花汤主之。

此胞门受邪，挟木乘胃之脉与证也。血海邪通肝木，则木气过盛而脉弦，然弦必伤胃则胃虚，谓弦则为减。胃虚不能生血，灌溉诸脉而空大，为大则为芤。然胃气虚弱，为减则为寒，血不循经贯脉，为芤则为虚。胃寒脉虚，为寒虚相抟，脉名为革。而木邪炽盛，胃气不能生血而摄血摄胎，故有妊则当半产，无孕则当漏下。然推其源，乃胞受风寒所致，脉弦而大。故用旋覆花驱风而散寒结，以葱助其行散之力，新染绛绢引入血海而散邪，俾邪散则正气自复，非此即养正之方也，盖前虚劳论中革脉乃木火制胃，此因胞宫受邪传木不同，当参看则备。

旋覆花汤

旋覆花三两　葱十四茎　新绛少许

上三味，以水三升，煮取一升，顿服之。

妇人陷经，漏下黑不解，胶姜汤主之。方未见。

此胞门受邪，以致陷经漏下也。盖诸经血盈则灌于海，海满复溢于经，经海相连，盈亏进退，升降出入，皆从于海，若血海受邪，拒格新血不归于海，则新血降而漏下矣。然经血陷而不升，故为陷经。若血寒则黑，漏下黑不解者，即血海受寒所致漏下也，故以干姜散寒，俾寒邪去而瘀黑自解，阿胶养血而驱伏风，则漏下得止。原方未见，但以胶、姜详之，其义可知，后人拟补胶艾汤，似乎未确。

　　妇人少腹满，如敦状①，小便微难而不渴，生当作经字后者，此为水与血俱结在血室也，大黄甘遂汤主之。

　　此经后受邪，水血两瘀也。经后血室虚而受邪，水血内瘀，则少腹满，如敦状，如人敦而不能起，言其下重之情也。血分受邪，故小便微难而不渴，非似气分闭而不通矣。此有形水血结于血室，若不峻攻，何以破其坚垒之结，所以大黄攻血，甘遂以逐蓄水而无留滞，又借阿胶养血，善驱血中伏风，俾风去则水血俱利矣，窃拟血分受风而致水肿者，用之无不妙耳。

大黄甘遂汤

　　大黄四两　甘遂　阿胶各二两

　　上三昧，以水三升，煮取一升，顿服之，其血当下。

　　妇人经水不利下，抵当汤主之。

　　此血寒积结胞门，未变他病之方也。胞门偶被风寒袭入，血凝不散，经水则不利下，非久闭也，或痛而不利，或少腹坚而有形可征。故以食血之虻虫、水蛭以破血结，桃仁、大黄以攻其瘀，则无留滞矣。

　　抵当汤亦治男子膀胱满急有瘀血者。

　　水蛭熬　虻虫三十枚，熬　桃仁二十枚　大黄三两

　　上四昧为末，水五升，煮取三升，去滓，温服一升。

　　妇人经水闭不利，脏坚癖不止当作散字，中有干血，下白

---

　　① 敦状：此处沈明宗对"敦"的解释有误。敦，古代盛放食物的器皿，盖和器身都作半圆球形，各有三足或圈足，上下合成球形。敦状指少腹有形高起，如敦之状。

物，矾石丸主之。

此肺气不利，白带而致干血也。脏即子宫也，坚癖不散，子宫有干血也。白物者，世谓之白带也。盖子宫之气，通连冲任督带诸脏之气，而冲任之气上至咽喉，会通于肺，然肺主通调诸脏之气，连及子宫，故肺与大肠受邪，通调传道之职皆失，以致脾胃湿热，凝滞津液，而成白物，淫入胞宫，阻滞内血不流而成干血，是因白带阻闭胞宫，而结干血也。经云治病必求其本，故以矾石先去湿热为君，杏仁独利肺与大肠之气为助，盖肺与大肠为表里，纳药大肠之脏，俾药气以从大肠之气上行于肺，肺气既得下行，通调于子宫，使湿热津液不得凝为白物，则白物止而干血自散。此由他脏淫于子宫受病，不与胞门同治，正谓其虽同病，脉各异源也。

矾石丸

矾石三分，烧　杏仁一分

上二味，末之，炼蜜丸枣核大，内脏中，剧者再内之。

妇人六十二种风，腹中血气刺痛，红蓝花酒主之。

此概以妇人血分挟风而病也。仲景每论妇人之病，皆从血海受邪起见，而推广六十二种风疾，并腹中血气刺痛。咸因血海气血虚而招风，以致冲任督带，五脏六腑皆病。故以红蓝花一味，煎酒取其色红，与血相类，味苦辛温，能入心肝冲任血海，养血和血行血，专理血海，去旧生新，得酒入血，宣行之力更佳，正谓血足风自灭也。

红蓝花酒方

红蓝一两

上一味，以酒一大升，煎减半，顿服一半，未止再服。

妇人腹中诸疾痛，当归芍药散主之。方见妊娠。

此脾虚而致腹痛也。腹中即血海也，妇人虽以血海为主，实赖脾胃资生之，化而统血于海，则无诸病，此因脾不健运，湿气下流胞中，血涩气滞，故腹中诸疾痛，当责脾虚而治。故以芎归养血而行血中之气滞，芍药收阴之正，白术茯苓泽泻健脾渗湿，俾脾健则血生，湿不下流，冲任气行血利，则诸痛自止。此又重于脾，不当责于胞，此亦其虽同病脉各异源也。

妇人腹中痛，小建中汤主之。方见虚劳中。

此胃虚而致腹痛也。胃为五脏六腑之海，虚则纳谷少而营卫亦虚，血海无济，胞门血虚气滞，故腹中痛。是非风寒所致者也，所以小建中汤建中气而生营卫，充灌血海，使阴阳和而气血流利，则不治痛而痛自已。设因风寒致痛，而汤中桂枝可以驱邪足矣。此上下二条，以后天脾胃生化之源不足，累及血海受病，故以健脾胃为主，毋恃四物汤而养阴血，诸脏皆然。若胞门受邪，累及脏腑诸病，当治胞门为主。是仲景暗度金针，人皆不识耳。

问曰：妇人病饮食如故，烦热不得卧，而反倚息者，何也？师曰：此名转胞，不得溺也。以胞系了戾，故致此病，但利小便则愈，肾气丸主之。

此胞门阳虚致病也。表里上中二焦无病，则饮食如故。下焦阳虚不能统气于尿脬，故胞系了戾，即扭转而不得溺也。然胞系既转，上气不得下通，逆冲心肺，故烦热不得卧而倚息，名曰转胞不得溺。是因真阳虚而不得统气于胞，故用六味丸以滋左肾之元阴，桂、附专补右肾之真阳，行阳化气，直达胞中，胞系满直，开阖有权，则小便利而烦热倚息顿愈。若以五苓、八正，一概淡渗，元阳顿削，反不得溺也。

肾气丸

干地黄八两　薯蓣　山茱各四两　泽泻三两　牡丹皮三两　茯苓三两　桂枝一两　附子一两，炮

上八味，末之，炼蜜和丸，梧子大，酒下十五丸，加至二十五丸，日再服。

蛇床子散，温阴中坐药。

此令阴掣痛，少腹恶寒之方也。胞门阳虚受寒，现证不一，非惟少腹恶寒之一证也。但寒从阴户所受，不从表出，当温其受邪之处，则病得愈。故以蛇床一味，大热能补真阳，纳入阴中，俾子宫得暖，邪去而病自愈矣。

蛇床子散

蛇床一味，末之，以白粉少许，和合相得，如枣大，绵裹内之，自然温。

少阴脉滑而数者，阴中即生疮，阴中蚀疮烂者，狼牙汤洗之。

此风湿合乘胞门，流于阴户，而成虫蚀也。少阴脉居左尺而应胞门精血之地，外通阴户，但脉滑为阴气有余，数为热盛，此因风湿感入胞中，湿热炽盛，流注阴中，营气不从，逆于肉理，邪热郁蒸，阴中即生疮矣。湿热蒸化为虫，遍蚀阴户，谓蚀疮烂也。方以狼牙煎汤熏洗，本草谓其苦寒有毒，善治浮风瘙痒，杀腹脏一切虫，但苦能燥湿，寒以除热，俾湿燥热除，不化为虫，则蚀疮自愈。盖后人论阴疮数种，不若此论最详，当以触类旁通，治证为妙。

狼牙汤

狼牙三两

上一味，水四升，煮取半升，以绵缠筋如茧，浸汤沥阴中，日四遍。

胃气下泄，阴吹而正喧，此谷气实也，膏发煎导之。方见黄瘅。

此胃气走于胞门而出前阴，谓之阴吹也。大肠与胃中津液枯燥，谷热壅滞不下，胞门气虚，胃气不往后阴而反陷胞中，以从前阴而出，故谓胃气下泄，乃移实就虚之义，即肠胃累及胞门之病也。气泄声响如吹，为阴吹而正喧，肠胃之气，乘于胞门，谓谷气之实也，故以猪膏滋润肠间之燥，发煎以养胞门之血，俾肠间得润，谷食下而气转后阴，此通则彼塞矣。盖有大便不结，中虚下陷而阴吹者，当用补中升提，不可概为胃实也。

小儿疳虫蚀齿方

小儿疳病，乃从内发，先因金虚，木寡于畏，风乘于土，湿热壅积胃间，随脉上溢于齿，风湿蒸腐化而为虫，浸淫于齿，故为疳虫蚀齿。方用雄黄善驱脏腑之风，又能杀虫，葶苈以泻肺气实，使肺气通调，金风一动，湿热全消，则不化虫，蚀齿之患除矣。盖附此方于妇人证后，想昔有幼科而遗失无传，去古既远，不敢妄赘。

雄黄 葶苈

上二味，末之，取腊日猪脂溶，以槐枝绵裹头，四五枝，点药烧之。

论曰：经云女子七岁，肾气盛，齿更发长。二七而天癸至，任脉通太冲脉盛，月事以时下，故有子。至于七七，任脉虚，太冲脉衰少，天癸竭，地道不通，形坏而无子矣。丈夫八岁，肾气实，发长齿更。二八肾气盛，天癸至，精气溢泻，故能有子。肾者，主水，受五脏六腑之精而藏之，故五脏盛，乃能泻。至于八八，则齿发去，五脏皆衰，筋骨懈惰，天癸尽而鬓发白，身体重而行步不正，故无子耳。盖天癸者，即父母媾精而为先天，合同天地阴阳生长之气，乃为精血之主，非精血而为天癸也。然所得之气，女藏于心，阳为之主，男藏于肾，阴为之根，各待阴阳至盛，精血满足之期则泄，所以谓之天癸至。但男体外为阳，而盛于八者，乃俟真阴数足，以水而配阳。女体外为阴，而盛于七者，乃俟真阳数足以火而偶阴，故女子二七阳气充盛，是与真阴气合，则阳机蠢动①，阴即随之，任脉通而太冲脉盛，月事下而阴阳和平，故有子耳。男子二八阴水充盛，与真阳偶合，阳机蠢动，精气溢泻，阴阳和而有子矣。若在后天论之，女子二七，胃中气血充盛于心，血盛则与先天气和，先后之气，附合而经行，故有子。男子二八，胃中气血充盛于肾，精盛则与先天气和，先后之气附合而精泻，故有子。所以男女皆为天癸至者，乃先天阴阳与后天气血会合充盛，斯时而至，故子。谓气血为阴阳之橐籥②，阴阳为血气之风帆也。夫男子外阳而内阴，以肾为体，以心为用，女子外阴而内阳，以心为体，以肾为用。盖心属火为阳，主血，阳数奇，故二七真阳气盛，阴得阳和则行，统领诸脏之血，盈溢血海，则月事下而有子。肾属水为阴，主精，阴数偶，故二八真阴水盛，阳得阴则化，而统诸脏之精，满溢精海，精气溢泻，而有子，可见男女配偶交合，必须阴阳和平，即成胎而生子，是故男女阳中有阴，阴中有阳，所以调经治病，当以阴阳先天分，治非仅调

---

① 蠢动：蠕蠕而动。《说文解字》："蠢，虫动也。"

② 橐籥（tuóyuè 驼越）：古代冶炼时用以鼓风吹火的装置，犹今之风箱。这里喻指本源。

养后天精血而已。盖一七少阳气盛，二七阳明气盛，三七太阳气盛，而二七十四，正在阳明尽而却交太阳之初，三阳开泰之时，故太阳始盛，萌机一动，合于少阴，则阴阳相和，冲任血海盛而月事下，则有子矣。然有未至二七，天癸至而生子者，乃属天禀太过，或有已过二七，天癸未通，而不生子者，乃天禀不及，是禀先后二天之气，厚薄不同也。夫女子阴血已盈，必俟真阳至而行化，行化之后，务须阴阳和平，则为无病。设偏阳盛，则未及期而脉数。若偏阴盛，则过期而脉迟，此为阴阳太过不及，皆当病也。或因后天营卫之气太过不及而致病者，经云：营者，水谷之精气，和调于五脏，洒陈于六腑，乃能入于脉也；卫者，水谷之悍气，其气剽疾滑利，不能入于脉，故循皮肤之中分肉之间，熏于肓膜，散于胸腹。若卫虚则脉微而经迟，营虚则脉数而经早，至于闭绝不通，各有阴阳气血，寒热虚实，辨于胃肾也。然经水有先期后期而至者，或多少，紫黑淡白青黄黑色不一者，或二三月一行，一月二三行者，至于闭而不通者，或崩漏不止，赤白带下，血瘕癥块者，皆属胞门之病，谓之带下。治之须审经期，始有本据，或先经水不调，至于闭而不通，后致别病者，乃胞门受邪，当辨寒热虚实调经为主治，俟经通，则诸病自愈。若先有别病，而后致经水不调，或闭而不通者，乃脏腑受病，累及胞门，则当治脏腑为主，调经次之，俟病退，则不调经，而经自调矣。故《金匮》发明经期胎产，血室空虚，邪从阴户侵入胞门之病，述为女科，其余六淫中表，内伤七情，男女皆同，所以不赘一辞也。

卷二十一

妇人妊娠①论十一条 方八首

师曰：妇人得平脉，阴脉小弱，其人渴，不能食，无寒热，名妊娠，桂枝汤主之。于法六十日，当有此证，设有医治逆者，却一月加吐下者，则绝之。方见下利。

此辨初孕之脉证也。六脉皆和，为得平脉，则内外无病矣。然平脉之中，略见阴脉有异，而阴脉者，即关尺肝肾之脉也，是脉当微弦濡滑，而反小弱，且无病症，则知厥阴少阳，荫胎气血不足之故。经云土得木而达，此木荫胎尚且不及，何暇疏通稼土？乃胃气自壅，气化为火，则渴而不能食，无寒热者，是无表证也。在于六十日，无病而见经闭脉弱，决是足厥阴少阳荫胎所致，故断其妊娠。然既已妊娠，补泻之法用之无益，唯宜桂枝汤调和营卫，以济肝胆之源，但此汤用之于表，则和营卫而去表邪，用之于里，则和营卫而生气血，充溢脏腑血海，然济胎则自安胎矣。若见渴不能食，而医不识此妊娠，反以病治，伤动胃气，故加吐下，却有一月，则当止吐下为急，所谓绝之。

妇人宿有癥病，经断未及三月，而得漏下不止，胎动在脐上者，此为癥痼害。妊娠六月动者，前三月经水利时，胎也。下血者，后断三月，衃也。所以血不止者，其癥不去故也，当下其癥，桂枝茯苓丸主之。

此妊娠宿有癥病而出方也。妇人经产之后，血室空虚，余

---

① 妇人妊娠：原目录作"妊娠"。

血未净，而受风寒，或因饮食生冷，凝血成块，则为癥瘕。若结于偏旁，而不正居子宫，仍能行经受孕，曰宿有癥病。此经断未及三月将已三月，而得漏下不止者，见似经非经，胎𧏿疑似之间，以故详辨。然怀妊娠应居当脐，而脐腹之地却被癥块占居，故动反在脐上。而癥居偏旁，故能受胎，但害经血不荫胞胎，半途而出，以漏下不止，谓之癥痼害。盖妊娠动时，当在六月之间，今只三月就动，亦因癥痼害去其血，胎干不安，如鱼无水，则跳跃不定矣。然胎𧏿未能定其确实，所以推其经水未断前之三月为验。若经水未断前之三期，期期准节，而无参差前后者，乃气血和平，应当受孕，斯断是胎非𧏿，所谓前三月，经水利时胎也。若前之三月，期期经水迟蚤不准，淋漓闭塞者，乃气血乖离，何能受孕，知今经断，非胎是𧏿，故下血者，后断三月𧏿也。然前三月经利，既是为胎，何因而漏血不止也？盖因其癥不去，阻害荫胎之血，不入于胞而漏下，所以当下其癥，胎始得安，则血自止。故以桂枝行阳，芍药收阴，调和营卫。然癥病始成，必因风寒痰湿，气血凝结为块，以茯苓渗湿，丹皮、桃仁破血行瘀而助消癥，但丹皮、桃仁为胎气所忌，此不避者，经谓有故无陨，自无陨也。因胎在腹，欲去其癥，则服一丸而渐磨，不致动胎，立法最善。

桂枝茯苓丸

桂枝　茯苓　牡丹皮　桃仁去皮尖，熬　芍药各等分

上五味，末之，炼蜜丸如兔屎大，每日食前服一丸。不知，加至三丸。

妇人怀娠六七月，脉弦发热，其胎愈胀，腹痛恶寒者，少腹如扇，所以然者，子脏开故也，当以附子汤温其脏。方未见。

此土金气虚，不能助荫胞胎而受邪也。妊娠六七月，应当

肺胃荫胎之际，而肺胃气虚，荫胎不暇，令其胞门之气亦虚，寒风袭入，相连肺胃，故见脉弦。邪郁表阳则发热，乘于脾胃则胎愈胀。深入胞宫则腹痛恶寒，冷气阵阵侵逼，为少腹如扇。因子脏阳虚不敛，玉门不闭，寒风袭入胞宫，所谓子脏开也，故用附子温起胞宫之阳，得暖则闭，而风冷自散，然方虽未见，但详附子为汤，必是驱寒补阳为主，顾名思义可也。

师曰：妇人有漏下者，有半产后，因续下血都不绝者，有妊娠下血者，假令妊娠腹中痛，为胞阻，胶艾汤主之。

此下血则一，其因各异也。漏下即崩疾也。崩有木火乘脾而致，有胞宫受风寒而致，或半产下血都不绝而致，或脾胃气虚而致，或因胞宫气血，寒热偏胜而致，此妊娠下血，腹中痛者，因胞胎阻塞，气滞不能运血于经脉，故下血腹痛。然其因虽异，而治法同于行气止血和阴，故概用胶、艾养血调血止血，俾气血归于经脉，则漏下止而痛自愈，纵有风寒内袭，胶、艾温经则驱散风寒，俱在其中矣。

胶艾汤

芎䓖　阿胶　甘草各二两　艾叶　当归各三两　芍药四两　干地黄六两

上七味，以水五升，清酒三升，合煮，取三升，去滓，内胶令消尽，温服一升，日三服，不差更作。

妇人怀妊，腹中疠痛，当归芍药散主之。

此木取土气为病也。凡属胎前之病，皆因胎处其中，而荫胎之脏受邪为病也。盖镇摄胞胎，统运气血，咸赖于脾，因其脾胃荫胎不暇，气血不能分济诸脏，故木气自强，反来讨气于上，土弱气滞，以致胞宫气血不舒，所以腹中疠痛，疠痛者，乃绵绵痛而不止也。故以芍药、芎、归宣和胞宫气血，兼疏土中之木。白术健脾，生化营卫，以济诸脏之虚。苓、泽导渗土虚不输之湿，俾木土相和，胞宫气血流利，则痛止而胎自安矣。

当归芍药散

当归三两　芍药一斤　茯苓　白术各四两　泽泻半斤　芎劳三两或作半斤

上六味，杵为散，取方寸匕，酒和，日三服。

妊娠，呕吐不止，干姜人参半夏丸主之。

此木挟寒水之气上逆而呕吐也。盖脾胃为生化之源，五脏六腑皆受其济，而胞胎系于脾，赖之以为总荫，此脾但有荫胎之能，而无制水之暇，虽无水泛，乃寒浊之气，以乘木势反冲于土，脾胃气逆，津液化为痰饮上溢，所以呕吐不止，故以人参补养脾胃之元，干姜以暖胃中之气，俾脾胃温而健运如常，则水阴不敢上逆。以半夏涤痰下逆，而止呕吐，盖半夏、干姜乃胎气所忌，是有病则病当之，况用丸者，取其缓而不致动胎也。

干姜人参半夏丸

干姜　人参各一两　半夏二两

上三味，末之，以生姜汁糊为丸，如梧子大，饮服十丸，日三服。

妊娠，小便难，饮食如故，当归贝母苦参丸主之。

此下焦受邪，而致小便难也。饮食如故，知邪非从上焦传来，乃从阴户而入，袭于胞宫，气连膀胱，郁而不化，故小便难。所以苦参味苦气寒，燥湿驱风，本草谓其入阴，能驱大风，开结气，除伏热。以当归养血而利血中之气，善治冲带之病。盖肺与膀胱为子母，故以贝母利肺气，即是利膀胱之气，膀胱气利，胞宫之气亦利，气利则邪除，小便不难矣。

当归贝母苦参丸

当归　贝母　苦参各四两

上三味，末之，炼蜜丸如小豆大，饮服三丸，加至十丸。

妊娠有水气，身重，小便不利，洒淅恶寒，起即头眩，葵子茯苓散主之。

此胎压卫气不利致水也。五六月，胎壅脾胃之气不运；七八月，手太阴气逆；九十月，膀胱三焦气郁，皆可致水。此因三焦气郁，决渎无权，聚水泛溢，故为水气身重，小便不利。然三焦气郁于内，而不达于外，皮毛失护，则洒淅恶寒。胎居于下，火逆于上，木火通气，而起动身躯，则扰动火气上摇，则头眩。然不畏其水，但畏小便不利，虽非阳虚致水，亦当开郁泻水为主。故以葵子滑利诸窍，使通三焦之气，茯苓渗水下行，而宣膀胱之郁，俾下焦通则上焦气转，小便利而肿自退，但葵子滑胎而不忌者，乃有病则病当之，功在利水宣壅，而不滑胎矣。

葵子茯苓散

葵子一斤　茯苓三两

上二味，杵为散，饮服方寸匕，日三服，小便利则愈。

妇人妊娠，宜常服当归散主之。

此上中气热，妊娠常服之方也。脾胃乃为营卫之源，胎必赖之以为总荫。肝为藏血之室，冲任通赖①以滋。故妊娠全欲肝脾气和，则子宫受荫，而无胎动之虞。所以芎、归专养肝血，

---

① 赖：此处原不清，据和本补。

能疏肝气而不壅。白术补脾燥湿，芍药收阴，而平贼土之木。以黄芩能清木火，而凉胎气，不致气壅血滞，则胎无疾苦而易产。然气血平调之方，故以常服，所以产后百病悉主之。

当归散

当归　黄芩　芍药　芎劳各一①斤　白术半斤

上五味，杵为散，酒服方寸匕，日再服。妊娠常服，即②易产胎无疾苦，产后百病悉主之。

妊娠养胎，白术散主之。

此偏下焦阴火上逆之方也。脾胃乃生营卫而养荫胎元，为镇摄之主。故用白术培脾养胃，芎劳疏利肝气，俾肝气利，则脾气和，而血长胎安。然又赖肾水壮而收摄阴火不致上逆，则胎无患，故取椒性纯阳，能达逆上之火而归其根，但椒能导火下行，不能养阴摄火，故以牡蛎咸寒，纯阴之品，补水而摄之，则胎长无虞。若脾气不和，腹痛者加芍药，以疏土中之木。心气毒痛，乃肝气淫郁于心，当倍芎劳以疏肝气。心烦吐痛，不能食饮者，不独肝气抑郁，且有客寒上逆，心火不宁，故加细辛驱寒，半夏止逆，以醋汤和血而安其下。复不解者，知非客寒，乃心液不足而烦，用小麦汁养心液，而安其上。已后渴者，用大麦汁以和其胃。此药性平和，所以养胎常服，此不用血药滋阴制火，是非病偏阴阳，乃胎居其下，而阴火上逆，故但调其气，则血自和也。

白术散

白术　芎劳　牡蛎　蜀椒三分，去汗

---

① 一：此字原缺，据大成本补。
② 即：此字原不清，据和本补。

上四味，杵为散，酒服一钱匕，日三夜一。但苦腹痛加芍药；心下毒痛倍加芎䓖。心烦吐痛不能食饮加细辛一两，半夏大者二十枚。服之后，更以醋浆水服之，若呕，以醋浆水服之。复不解者，小麦汁服之。已后渴者，大麦粥服之。病虽愈，服之勿置。

妇人伤胎，怀身腹满，不得小便，从腰已下重，如有水气状，怀身七月，太阴当养不养，此心气实，当刺泻劳宫及关元，小便微利则愈。

此肺经荫胎致虚，所不胜来克也。妊娠七月，太阴肺气养胎，但有荫胎之气，而无生水之暇，水亏包络火旺，刑于肺金，太阴受伤，故为伤胎，即伤荫胎之谓也。怀身腹满，因肺金受伤，气郁不得下输膀胱，故不得小便。而腰已下重，乃肺气壅逆，非水泛皮肤，故谓如有水气状。盖七月太阴受制，不能荫胎，为当养不养，当责心气之实，刺泻手心劳宫穴而泻心火，及刺关元穴，宣通肾与膀胱之气，使膀胱气通，则三焦气利，心肾相交，水火既济，不刑于金而通调，小便微利则愈。

论曰：胎孕一门，贵在自慎起居，调七情，节饮食，不妄作劳，则气血阴阳和而无疾。设纵违诸禁，以致气血乖离，阴阳偏胜，诸病集至，乃为自伤脏腑气血所致，非关胎气为病。或因胎处胞中，气血不足，阴阳偏胜，以致下部感受六淫为病，或胎肥壅塞脏腑，气血不宣。又有每月荫胎之气不暇，或恶阻、胎动、胎漏、子烦、子淋、子痫、子肿、子悬、子瘖、半产等证，乃为胎气所致之病，当察荫胎本经之虚实寒热，而用升降补泻保之，庶不悖《金匮》阐发之理。因晋唐历代诸书，男女同病，一统混收，而为胎前之病，不合《金匮》之义，故复表出。

卷二十二

妇人产后论十一条 方五首 附方二首

问曰：新产妇人有三病，一者病痉，二者病郁冒，三者大便难，何谓也？师曰：新产血虚，多汗出，喜中风，故令病痉。亡血复汗，寒多，故令郁冒。亡津液胃燥，故大便难。

此产后气血虚而受邪致病也。新产有血虚、气虚，有气血两虚，虚而招邪，则有三病，盖三病为纲，非只此三病也。因血虚气热，热开腠理，则多汗出，而汗多则筋燥，故喜中风，风中则变痉矣。若亡血则丙火上逆，复外感寒，寒邪郁住内火，谓寒多故令郁冒。盖此二条，因虚受邪而病，末节乃指产后气血虚，不因受邪便难也，凡大肠主津，小肠主液，然津液乃属于阳，因气虚则津液虚，津液虚而血亦虚，则胃间不润肠亦燥，故大便难。此提产后虚而感受风寒，与大便难无邪三法，为诸病之大纲也。

产妇郁冒，其脉微弱，呕不能食，大便反坚，但头汗出。所以然者，血虚而厥，厥而必冒，冒家欲解，必大汗出，以血虚下厥，孤阳上出，故头汗出。所以产妇喜汗出者亡阴血虚，阳气独盛，故当汗出，阴阳乃复，大便坚，呕不能食，小柴胡汤主之。方见呕。

此亡血，外寒郁住内火上逆而致冒也。中气不足，故脉微弱。木火盛而郁遏脾胃之气不运，所以呕不能食。然气血虚，则津液亦亡，故胃燥而大便坚。血虚则阳火上厥，故头汗出。以血虚而阳气上逆，故厥。外挟寒邪，蒙昧于上，则为郁冒。

但冒家欲解，必然大汗出，则内外之邪得散。又谓血虚下厥，孤阳上出，而头汗出，因头汗出而损其阳，以阳损则阴长，曰阴阳乃复。第血气津液内燥，则大便坚。木火乘胃，故呕不能食。治当小柴胡汤，和解表里，使表里气和，脾胃之气得转，则郁冒自愈。

病解能食，七八日更发热者，此为胃实，大承气汤主之。

此即大便坚，呕不能食，用小柴胡汤，而病解能食也。病解者，谓郁冒已解，能食者，乃余邪隐伏胃中，风热炽盛而消谷。但食入于胃，助起余邪复盛，所以七八日而更发热，故为胃实，是当荡涤胃邪为主。故用大承气峻攻胃中坚垒，俾无形之邪相随有形之滞，一扫尽出，则病如失。仲景本意发明产后气血虽虚，然有实证，即当治实，不可顾虑其虚，反致病剧也。

产后腹中疞痛，当归生姜羊肉汤主之。并治腹中寒疝，虚劳不足。方见寒疝中。

此气血两虚而腹痛也。疞痛者，绵绵而痛，是属虚也，产后气血两虚，或有微寒阻滞气血，所以腹中疞痛，非如血瘀刺痛之比，故以当归养血而行血滞，生姜温散客寒而行气滞，以羊肉味厚气温补气而生血，正谓形不足者，温之以气，精不足者，补之以味，俾气血得温，则邪自散而痛自止矣。此但温补宣行，所以并治寒疝虚劳不足。

产妇腹痛，烦满不得卧，枳实芍药散主之。

此气滞腹痛也。产后中气必虚，虚则气滞而食亦滞，故腹痛，烦满不得卧，勿疑产后定属瘀血而痛也，故以枳实破气行滞，芍药收阴而和脾养血，因产后血虚，所以用之。此剂行气和血，故主痈脓，以麦粥下之，乃和肝气而养心脾也。

枳实芍药散

枳实烧令黑，勿太过　芍药等分

上二味，杵为散，服方寸匕，日三服，并主痈脓，以麦粥下之。

师曰：产妇腹痛，法当以枳实芍药散，假令不愈者，此为腹中有瘀血着脐下，宜下瘀血汤主之。亦主经水不利。

此与上条互相发明也。前因气食阻滞腹痛，以枳实、芍药散行食下气，收阴敛正，乃至当不易之治矣。然施之而不愈，要知非因气分阻食之痛，当责瘀血着在脐下而痛也。故用大黄、桃仁、䗪虫，入血攻瘀，俾瘀去则痛自止。盖仲景意欲明产后腹痛亦有气分食滞，不可概攻瘀血之训耳。

下瘀血汤

大黄三两　桃仁二十枚　䗪虫二十枚，去足

上三味，末之，炼蜜和为丸，以酒一升，煮取八合，顿服之，新血下如豚肝。

产后七八日，无太阳证，少腹坚痛，此恶露不尽。不大便，烦躁发热，切脉微实，再倍发热，日晡时烦躁者，不食，食则谵语，至夜即愈，宜大承气汤主之。热在里，结在膀胱也。

此互亡津液胃燥，邪壅而致血瘀也。七八日无太阳证，是无太阳，是无太阳阳明表证，少腹坚痛，乃因阳明邪郁而致恶露不尽也。但亡津液胃燥，邪热传于胃腑，以挟宿食不行，故不大便，胃热上冲，则烦躁发热矣。然产后气血两虚，脉当微弱，此切微实而再倍发热，明是外邪传入阳明，气壅食滞内实之证，所以日晡时烦躁不食，食则助其邪热，而发谵语。设因恶露不尽之瘀血为病，即当夜间发热，此夜反愈，知非瘀血血虚之故，不必拘疑产后瘀血而施常法，当除胃中燥热食滞为务。然虽有瘀血，使热食去而瘀血自行，故宜大承气而不用破瘀血药也。盖膀胱为津液之腑，但胃热则津液枯燥，气郁化热，谓热在里，热郁不行则血瘀，故为结在膀胱。此示产后亦有邪热气壅而致胞官血瘀，则当治其胃中邪热，不可专攻瘀血为训也。

产后中风，续续数十日不解，头微疼，恶寒，时时有热，心下闷，干呕汗出，虽久，阳旦证续在耳，可与阳旦汤。即桂枝汤加黄芩。

上下三条乃产后感冒证也。世谓产后气血两虚，不论外感内伤，皆以补虚为主，而仲景拈伤寒中之风伤卫发热，仍以表里阴阳去邪为训，故云产后中风，续续数十日不解，头微疼恶寒，时时有热，汗出，乃太阳风伤卫，表证未解，但心下闷，干呕，是外邪入于胸膈之里，太阳表里有邪，谓之阳旦证，故以桂枝汤加黄芩而为阳旦汤。然风邪在表，所以桂枝汤解肌，邪入胸膈之间，当以清凉解其内热，故加黄芩，正谓不犯其虚，是益其余，不补正而正自补，不驱邪而邪自散，斯为产后感冒入神之妙方也。奈后人不察其理，反谓芍药酸寒，能伐生生之气，桂心辛热，恐伤其血，弃之不用，以致病剧不解，只因未窥仲景门墙耳。故《千金方》以此汤加饴糖、当归，为当归建中汤，治产后诸虚或外感病，深得仲景之意。余尝以此汤加减出入而治产后诸病，屡获神效，故表出之。

产后中风，发热，面正赤，喘而头痛，竹叶汤主之。

前谓太阳表邪未解，此兼阳明证也。发热头痛，乃风伤太阳表证，兼传阳明，热邪上逆，所以面正赤而喘。然治之不离桂枝汤调和营卫，芍药酸收则当去之，但产后气血两虚，若不用参、附固摄阴阳之正，何敢以葛根、防、桔升发太阳阳明风热之邪，从表而出？以竹叶专清风邪，通于肝胆乘胃之热。盖产后最易变为柔痉，故发热头痛虽属太阳经证，恐隐痉病之机，所以方后云"颈项强加大附子一枚"，以正阳燥湿祛风耳。徐注言其真阳上浮，大谬，然真阳即浮，何得反以温覆取汗，复散其阳之理哉？呕乃胃虚生痰，故加半夏。

竹叶汤

竹叶一把　葛根三两　防风　桔梗　桂枝　人参　甘草各一两
附子一枚，炮　大枣十五枚　生姜五两

上十味，以水一斗，煮取二升半，分温三服，温覆使汗出。颈项强，用大附子一枚，破之如豆，入前药，扬去沫。呕者加半夏半升洗。

妇人乳当有闭字中虚，烦乱呕逆，安中益气，竹皮大丸主之。

此即前条阳明证变而方亦变也。妇人乳者，谓妇人乳闭而不通也。产后受邪，中气虚而风邪传入于胃，邪正抑郁，故乳闭而不通。风必挟木上冲于心，所以烦乱，乘胃则呕逆也。故以竹茹、甘草、石膏，甘凉和解风邪乘胃之热，桂枝和营卫而驱风，白微甘寒，能驱血海之风，使从外出，俾邪去则烦乱呕逆止而胃气宣行，乳闭亦通，正不补而自补，故为安中益气。有热者，乃阴分热盛浮于肌表，当倍白微，昔贤谓其能去浮热，喘加柏实，清心宁肺，而制风木之盛也。

竹皮大丸

生竹茹　石膏各二分　桂枝　白薇各一分　甘草七分
上五味，末之，枣肉和丸弹子大，以饮服一丸，日三夜二服，有热倍白薇，喘加柏实一分。

产后下利虚极，白头翁加甘草阿胶汤主之。

此血虚风袭下利，即痢疾也。产后血虚火盛，风乘肠胃，湿热相蒸，津液化而为脓，故下利虚极。然虽虚极，是非兜涩能止，当清风热则利自止。故以白头翁、黄连、秦皮、柏皮，味皆苦寒，能清风邪而除肠胃湿热。甘草和中，阿胶养阴血而驱血海之风，俾邪去即是补虚，而利自止。盖仲景示产后虽有气血虚而感受风寒内病，则当驱邪之中，兼用补虚而退病也。

白头翁加甘草阿胶汤

白头翁　甘草　阿胶各二两　秦皮　黄连　柏皮各三两

上六味，以水七升，煮取二升半，内胶令消尽，分温日三服。

附　方

千金三物黄芩汤，治妇人在草蓐，自发露得风，四肢苦烦热，头痛者，与小柴胡汤，头不痛但烦者，此汤主之。

黄芩一两　苦参二两　干地黄四两

上三味，以水六升，煮取二升，温服一升，多吐，下虫。

此分上下受邪而治也。草蓐即生产坐草也，产后血气未复，或盖覆不周，为自发露得风。盖四肢属土，风邪属木，风乘脾胃，淫于四末，故四肢苦烦热，但当辨其上下受邪分，治则如鼓应桴。然邪从上受，必入阳经，势必头痛，当与小柴胡汤和解表里风木之邪，由风气通于肝故也。若胞门气血虚，而风从阴户侵入血海，风化为热，上冲心脾，故四肢苦烦热而头不痛，所以地黄补其阴血。风与湿蒸，气血化而为虫，以苦参燥湿而杀虫，又去伏风。以黄芩能清风化之热，服之多吐者，乃逆上之标，风从上出。下虫者，胞门湿盛，即从下出矣。

千金内补当归建中汤，治妇人产后，虚羸不足，腹中刺痛不止，吸吸少气，或苦少腹中急，摩痛引腰背，不能饮食。产后一月日得服四五剂为善，令人强壮宜。

产后体虽无病，血海必虚，若中气充盛，气血虽虚，易能恢复，或后天不能生血充于血海，则见虚羸不足。但血海虚而经络之虚，是不待言，因气血不利而瘀，则腹中刺痛不止。冲任督带内虚，则少腹中急，摩痛引腰背。脾胃气虚，则吸吸少气，不能食饮。故用桂枝汤调和营卫，加当归欲补血之功居多。若大虚加胶饴峻补脾胃而生气血。若去血过多，崩伤内衄，乃血海真阴大亏，故加地黄、阿胶以培之。方后云无生姜，以干姜代之，乃温补之中，兼引血药入血分生血，其义更妙。

当归四两　芍药六两　生姜　桂枝各三两　甘草二两　大枣十二枚

上六味，以水一斗，煮取三升，分温三服，一日令尽。若大虚加饴糖六两，汤成内之，于火上暖令饴消。若去血过多，崩伤内衄不止，加地黄六两，阿胶二两，合八味，汤成内阿胶，若无当归，以芎藭代之，若无生姜以干姜代之。

论曰：新产之妇，十人九虚，皆由怀胎十月，气血半荫其儿，加之产下，去其恶露，子宫空虚，或身表经络受邪，或从阴户入于胞宫，则病状千变。然虚中常带实证，而实中常有藏虚，所以仲景拈《伤寒论》风伤卫，表里内外合邪之证，而示攻补兼施之治，不以纯虚而为常法。因胞宫受病，治具妇人杂证，故不多赘。盖产后虽有气血两虚，然不畏其虚，但畏其实，畏受风而不畏受寒，寒则温补而去之则易，风则虚中挟邪，驱之而最难，所以仲景不以寒邪立论，深有意焉。

卷二十三

杂　疗方二十二首

以下二卷有方无论不敢妄释，留候博学君子。

退五脏虚热，四时加减柴胡饮子方

柴胡　白术各八分　大腹槟榔四枚，并皮不用　陈皮　生姜各五分　桔梗七分

以上冬三月，柴胡稍多。

柴胡　陈皮　大腹槟榔　生姜　桔梗　枳实

以上春三月，比冬减白术，加枳实。

柴胡　白术　陈皮　大腹槟榔　生姜　桔梗　枳实　甘草

以上夏三月，比春多甘草，仍用白术。

柴胡　白术　大腹槟榔　陈皮　生姜　桔梗

以上秋三月，与冬同，唯陈皮稍多。

上各㕮咀，分为三贴，一贴以水三升，煮取二升，分温三服，如人行四五里进一服。如四体壅，添甘草少许，每贴分作三小贴，以水一升，煮取七合，温服，再合滓为一服，重煮，都成四服。

长服诃黎勒丸方

诃黎勒　陈皮　厚朴各三两

上三味，末之，炼蜜丸，如梧子大，酒饮服二十丸，加至三十丸。

三物备急丸方

大黄　巴豆去皮心熬，外研如泥　干姜各一两

上药各须精新，先捣大黄、干姜为末，研巴豆，内中合治一千杵用为散，蜜和丸亦佳，密器中贮之，莫令歇①气。主心腹诸卒暴百病。若中恶客忤，心腹胀满，卒痛如锥刺，气急口噤，停尸卒死者，以暖水、苦酒服大豆许三四丸，或不可下，捧头起灌令下咽，须臾当差。如未差，更与三丸，当腹中鸣，即吐下，便差，若口噤，亦须折齿灌之。

治伤寒愈不复，紫石寒食散方

紫石英　白石英　赤石脂　钟乳煅　瓜蒌根　防风　桔梗
文蛤　鬼臼　太乙余粮各十分，烧　干姜　附子炮　桂枝各四分

上杵为散，酒服方寸匕。

救卒死方

薤捣汁，灌鼻中。雄鸡冠割取血，管吹内鼻中。猪脂如鸡子大，苦酒一升煮沸，灌喉中。鸡肝及血涂面上，以灰围四旁立起，大豆二七粒，以鸡子白并酒和，尽以吞之。

救卒死而壮热者方

矾石半斤，以水一斗半煮消，以渍脚，令没踝。

救卒死而目闭者方

骑牛临面，捣薤汁灌耳中，吹皂角末鼻中，立效。

救卒死而张口反折者方

灸手足两爪后十四壮，饮以五毒诸膏散。有巴豆者。

---

① 歇：气味散发，消散。

救卒死而四肢不收失便者方

马屎一斗，水三斗，煮取二斗以洗之，又取牛洞稀粪也一升，温酒灌口中，灸心下一寸，脐上三寸，脐下四寸，各一百壮，差。

救小儿卒死而吐利，不知是何病方

狗屎一丸，绞取汁，以灌之。无湿者水煮干，取汁。

尸蹶脉动而无气，气闭不通，故静而死也，治方。

草蒲屑，内鼻孔中吹之，令人以桂屑着舌下。

又　方

剔取左角发方寸烧末，酒和，灌令入喉，立起。

救卒死，客忤死，还魂汤主之方。

麻黄三两　杏仁十七粒，去皮尖　甘草一两，炙

上三味，以水八升，煮取三升，去滓，分令咽之，通治诸感忤。

又　方

韭根一把　乌梅二七个　吴茱萸半升，炒

上三味，以水一斗煮之，以病人栉①内中，三沸，栉浮者生，沉者死，取三升，去滓分饮之。

救自缢死，旦至暮，虽已冷，必可治；暮至旦，小难也。恐此当言恣气盛故也。然夏时夜短于昼，又热犹应可治。又云心下若微温者，一日以上，犹可治之方。

徐徐抱解，不得截绳，上下安被卧之。一人以脚踏其两肩，手少挽其发，当弦弦勿纵之，一人以手按据胸上数动之。一人

---

① 栉：梳子、篦子的总称。

摩捋臂胫屈伸之，若已僵，但渐渐强屈之，并按其腹。如此一炊顷，气从口出，呼吸眼开，而犹引按莫置，亦勿苦劳之，须臾可少与桂枝汤及粥清含与之，令濡喉，渐渐能咽及稍止。若向令两人，以管吹其两耳罙好，此法最善，无不活者。

凡中暍死，不可使得冷，得冷便死疗之方。

屈草带，绕暍人脐，使三两人溺其中，令温。亦可用热泥和屈草亦可，扣瓦碗底按及车缸，以著暍人脐，令溺，须得流去，此谓道路。穷卒无汤，当令溺其中，欲使多人溺，取令温，若汤便可与之，不可泥及车缸，恐此物冷。暍既在夏月，得热泥土暖车缸，亦可用也。

救溺死方

取灶中灰两石余以埋人，从头至足，水出七孔，即活。

治马坠及一切筋骨损方

大黄一两，候汤成下　败蒲一握三寸，即蒲席也　桃仁四十九个，去皮尖，熬　绯帛如手大，烧灰　乱发如鸡子大，烧灰　甘草如中指节，炙，锉　用久炊单布一尺，烧灰

上七味，以童子小便，量多少煎汤成，内酒一大盏，次下大黄，去滓，分温三服。先锉败蒲席半领，煎汤浴，衣被盖覆，斯须通利数行，痛楚立差。利及浴水赤勿怪，即瘀血也。

卷二十四

禽兽鱼虫果食菜谷禁忌方论一

凡饮食滋味以养于生，食之有妨，反能为害，自非服药炼液，焉能不饮食乎？切见时人，不闲调摄，疾疢竞起，若恐是莫字不因食而生，苟全其生，须知切忌者矣。所食之味，有与病相宜，有与身为害，若得宜则益体，害则成疾，以此致危，例皆难疗。凡煮药饮汁，以解毒者，虽云救急，不可热饮，诸毒病得热更甚，宜冷饮之。肝病禁辛，心病禁咸，脾病禁酸，肺病禁苦，肾病禁甘。春不食肝，夏不食心，秋不食肺，冬不食肾，四季不食脾。辩曰：春不食肝者，为肝气王脾气败，若食肝则又补肝，脾气败尤甚，不可救。又肝王之时不可以死气入肝，恐复魂也。若非王时即虚，以肝补之佳。余脏准此。

凡肝脏自不可轻啖，自死者弥甚。凡心皆为神识所舍，勿食之，使人来生复其对报矣。凡肉及肝，落地不着尘土者，不可食之。猪肉落水浮者，不可食。猪肉及鱼，若狗不食鸟不啄者，不可食。猪肉不干，火炙不动见水自动者，不可食之。肉中有如朱点者，不可食之。六畜肉热血不断者，不可食之。父母及身本命肉，食之令人神魂不安。食肥肉及热羹不得饮冷水。诸五脏及鱼，投地尘土不污者，不可食之。秽饭、馁肉、臭鱼，食之皆伤人。自死肉口闭者，不可食之。六畜自死，及疫死，则有毒不可食之。兽自死，北首及伏地者，食之杀人。食生肉，饱饮乳，变成白虫一作血虫。疫死牛肉，食之令病洞下，亦致坚积，宜利药下之。脯藏米瓮中，有毒，及经夏食之，发肾病。

治自死六畜肉中毒方

黄柏屑，捣服方寸匕。

治食郁肉、食漏脯中毒方郁肉，密器盖之，隔宿者是也。漏

脯，茅屋漏下沾着者是也。

烧犬屎，酒服方寸匕，每服人乳汁亦良，饮生韭汁三升

亦得。

治黍米中藏干脯食之中毒方

大豆浓煮汁，饮数升即解，亦治狸肉、漏脯等毒。

治食生肉中毒方

掘地深三尺，取其下土三升，以水五升，煮数沸，澄清汁，

饮一升即愈。

治食六畜鸟兽肝，中毒方

水浸豆豉，绞取汁服数升愈。

马脚无夜眼者，不可食之。食酸马肉，不饮食，则杀人。

酸当做骏，出《秦穆公岐下野人传》，盖马肉无不酸者。马肉不可热

食，伤人心。马鞍下肉，食之杀人。白马黑头者，不可食之。

白马青蹄者，不可食之。马肉、豚肉共食饱，醉卧，大忌。驴

马肉合猪肉食之，成霍乱。马肝及毛，不可妄食，中毒害人。

食马肝中毒未死方

雄鼠粪二七粒，末之，水和服，日再服。

又方，人垢取方寸匕，服之佳。

治食马肉中毒欲死方

香豉二两　杏仁三两

上二味，蒸一食顷，熟杵之服，日再服。

又方，煮芦根饮之良。

疫死牛，或目赤，或黄，食之大忌。牛肉共猪肉食之，必作寸白虫。青牛肠不可合犬肉食之。牛肺从三月至五月，其中有虫如马尾，割去勿食，食则损人。牛羊猪肉，皆不得以楮木、桑木蒸炙，食之令人腹内生虫。啖蛇、牛肉杀人，何以知之啖蛇者毛发向后顺者是也。

治啖蛇牛肉食之欲死方

饮乳汁一升，立愈。

又方，以泔洗头，饮一升愈。

牛肚细切，以水一斗，煮取一升，暖饮之，大汗出者愈。

治食牛肉中毒方

甘草煮汁，饮之即解。

羊肉其有宿热者，不可食。羊肉不可共生鱼酪，食之害人。羊蹄甲中有珠子白者，名悬筋，食之令人癫。白羊黑头，食其脑，作肠痈。羊肝共生椒食之，破人五脏。猪肉共羊肝和食之，令人心闷。猪肉以生胡荽同食，烂人脐。猪脂不可合梅子食之。猪肉和葵食之，少气。鹿肉不可和蒲白作羹，食之发恶疮。麋脂及梅李子，若妊妇食之，令子青盲，男子伤精。麋肉不可合虾及生菜梅李果食之，皆病人。痼疾人不可食熊肉，令终身不愈。白犬自死不出舌者，食之害人。食狗鼠余，令人发瘘疮。

治食犬肉不消，心下坚，或腹胀口干，大渴心急，发热妄语如狂或洞下方

杏仁一升，合皮热研用

以沸汤三升，和取汁，分三服，利下肉片，大验。

妇人妊娠，不可食兔肉、山羊肉及鳖、鸡、鸭，令子无声音。兔肉不可合白鸡肉食之，令人面发黄。兔肉着干姜食之，成霍乱。凡鸟自死，口不闭、翅不合者，不可食之。诸禽肉，肝青者，食之杀人。鸡有六翮四距者，不可食之。乌鸡白首者，不可食之。鸡不可共胡蒜食之，滞气。一云鸡子。山鸡不可合鸟兽肉食之。雉肉久食之，令人瘦。鸡卵不可合鳖肉食之。妇人妊娠，食雀肉令子淫乱无耻。雀肉不可合李子食之。燕肉勿食，入水为蛟龙所吞。

鸟兽有中毒箭死者其肉有毒解之方

大豆煮汁及盐汁服之解。

鱼头正白，如连珠至脊上，食之杀人。鱼头中无鳃者，不可食之，杀人。鱼无肠胆者，不可食之，三年阴不起，女子绝生。鱼头似有角者，不可食之。鱼目合者，不可食之。六甲日勿食鳞甲之物。鱼不可合鸡肉食之。鱼不得和鸬鹚肉食之。鲤鱼鲊①不可合小豆藿食之，其子不可合猪肝食之，害人。鲤鱼不可合犬肉食之。鲫鱼不可合猴雉肉食之，一云不可合猪肝食。鳀鱼不可合鹿肉食之，令人筋甲缩。青鱼鲊不可合生胡荽及生葵并麦中食之。鲥鳝不可合白犬血食之。龟肉不可合酒果子食之。鳖目凹陷者及压下有王字形者，不可食之，其肉不得合鸡鸭子食之。

龟鳖肉不可合苋菜食之。虾无须及腹下通黑，煮之反白者不可食之。食脍饮乳酪令人腹中生虫，为瘕。

脍食之，在心胸中不化，吐复不出，速下除之，久成瘕病治之方

橘皮一两　大黄二两　朴硝二两

---

① 鲊（zhǎ 眨）：盐腌的鱼。

上三味以水一大升，煮至小升，顿服即消。

食鲙多不消，结为癥病治之方

马鞭草

上一味，捣汁饮之，或以姜叶汁饮之一升即消。又可服吐药吐之。

食鱼后，食毒两种烦乱，治之方

橘皮

浓煎汁服之即解。

食鯸鱼中毒方

芦根

煮汁服之即解。

蟹目相向，足斑目赤者不可食之。

食蟹中毒治之方

紫苏

煮汁饮之三升，紫苏捣汁饮之，亦良。

又　方

冬瓜汁饮二升，食冬瓜亦可。

凡蟹未遇霜，多毒，其热者乃可食之。蜘蛛落食中有毒，勿食之。凡蜂蝇虫蚁等集食上，食之致瘘。果子生食生疮。果子落地经宿，虫蚁食之者，人大忌食之。生米停留多日，有损处，食之伤人。桃子多食，令人热，仍不得入水浴，令人病淋沥，热病。杏酪不熟伤人。梅多食坏人齿。李不可多食，令人胪胀。林檎不可多食，令人百脉弱。橘柚多食令人口爽不知五味。梨不可多食，令人寒中。金疮、产妇亦不宜食樱桃、杏，多食伤筋骨。安石榴不可多食，损人肺。胡桃不可多食，令人动痰饮。生枣多食，令人热渴气胀，寒热羸瘦者，弥不可食，伤人。

食诸果中毒治之方

猪骨烧过

上一味，末之，水服方寸匕，亦治马肝、漏脯等毒。

木耳赤色及仰生者勿食，菌仰卷及赤色者不可食。

食诸菌中毒闷乱欲死治之方

人粪汁饮一升，土浆饮二升，大豆煮汁饮之，服诸吐利药并解。

食枫柱菌而哭不止，治之以前方。

误食野芋，烦毒欲死，治之以前方。其野芋根，山东人名魁芋，人种芋，三年不收亦成野芋，并杀人。

蜀椒闭口者，有毒，误食之，戟人咽喉，气病欲绝，或吐下白沫，身体痹冷，急治之方。

肉桂煎汁饮之，饮冷水一二升，或食蒜，饮地浆，或浓煮豉汁饮之，并解。

正月勿食生葱，令人面生游风。二月勿食蓼，伤人肾。三月勿食小蒜，伤人志性。四月、八月，勿食胡荽，伤人神。五月勿食韭，令人乏气力。五月五日，勿食一切生菜，发百病。六月、七月，勿食茱萸，伤神气。八月、九月，勿食姜，伤人神。十月，勿食椒，损人心，伤心脉。十一月、十二月，勿食薤，令人多涕唾。四季勿食生葵，令人饮食不化，发百病，非但食中、药中皆不可用，深宜慎之。时病差，未健，食生菜，手足必肿。夜食生菜，不利人。十月勿食被霜生菜，令人面无光，目涩心痛，腰疼，或发心疟。疟发时，手足十指爪皆青，困委。葱韭初生芽者，食之伤人心气。饮白酒，食生韭，令人病增。生葱不可共蜜，食之杀人，独颗蒜弥忌。枣和生葱食之，令人病。生葱和雄鸡、雉、白犬肉食之，令人七窍经年流血。食糖蜜后，四日内，食生葱韭，令人心痛。夜食诸姜蒜葱等，伤人心。芜菁根，多食，令人气胀。薤不可共牛肉作羹，食之成瘕病，韭亦然。莼多病恐是食字动痔疾。野苣不可同蜜食之，作内痔。白苣不可共酪同食，作䘌虫。黄瓜食之，发热病。葵心不可食，伤人，叶尤冷，黄背紫茎者，勿食之。胡荽久食之，令人多忘。病人不可食胡荽及黄花茱。芋不可多食，动病。妊妇食姜，令子余指。蓼多食，发心痛。蓼和生鱼食之，令人夺气，阴咳疼痛。芥菜不可共兔肉食之，成恶邪病。小蒜多食伤人心力。

食躁或躁方

豉浓煮汁饮之。

钩吻与芹菜相似，误食之杀人，解之方

荠苨八两

上一味，水六升，煮取二升，分温二服。钩吻生地傍无他草，其茎有毛，以此别之。

菜中有水莨菪，叶圆而光，有毒，误食之，令人狂乱如中风，或吐血，治之方

甘草煮汁，服之即解。

春秋二时，龙带精入芹菜中，人偶食之为病，发时手青[1]腹满痛，不可忍，名蛟龙病，治之方

硬糖二三升

---

[1] 青：原作"背"，据《金匮要略方论》改。

上一味，日两度服，吐出如蜥蜴三五枚差。

食苦瓠中毒，治之方

梨穰煮汁数服之解。

扁豆寒热者，不可食之。久食小豆，令人枯燥。食大豆屑，忌啖猪肉。大麦久食，令人作癣。白黍米不可同饴蜜食，亦不可合葵食之。荞麦面多食之，令人发落。盐多食，伤人肺。食冷物，冰人齿。食热物，勿饮冷水。饮酒食生苍耳，令人心痛。夏月大醉，汗流，不得冷水洗着身，及使扇，即成病。饮酒大忌灸腹背，令人肠结。醉后勿饱食，发寒热。饮酒食猪肉，卧秫稻穰中，则发黄。食饴糖，饮酒大忌。凡水及酒，照见人影动者，不可饮之。醋合酪食之，令人血瘕。食白米粥，勿食生苍耳，成走疰。食甜粥已，食盐即吐。犀角筋搅饮食沫出，及浇地坟起者，食之杀人。

饮食中毒，烦满，治之方

苦参三两　苦酒一升半

上二味，煮三沸，三上三下，服之吐食出即差，或以水煮亦得。又犀角汤亦佳。

贪食，食多不消，心腹坚满痛治之方

盐一升　水二升

上二味，煮令盐消，分三服，当吐食出便差。

矾石生入腹，破人心肝，亦禁水。商陆以水服杀人。葶苈子，傅头疮，药成恐是气字入脑杀人。水银入人耳，及六畜等，皆死，以金银着耳边，水银则吐。苦楝无子者杀人。

凡诸毒多是假毒以损元，知时，宜煮甘草荠苨汁饮之，通除诸毒药。

校注后记

一、作者

沈明宗，生卒年月不详，字目南，号秋湄，清代康熙、乾隆年间名医，浙江檇李（现浙江嘉兴）人。少攻举子业，后潜心于禅宗，旁通及医典，为清初名医石楷的徒弟。少年失偶后终身未再娶，曾客游北京和邗江（今属江苏），后专攻医术，颇有声名，抱病求治者众多，闲暇时常与其弟子讨论医宗，著作颇丰。他精研仲景之学，于《伤寒论》注家中，推崇方有执、喻嘉言。除本书外，他还著有《伤寒六经辨证治法》8卷、《伤寒六经纂注》24卷、《虚劳内伤》2卷、《温热病论》2卷、《妇科附翼》1卷、《客窗偶谈》1卷。

二、著作与版本流传

《张仲景金匮要略》初版于康熙三十一年（1692），1693年重刊，至现在300余年的时间里，该书经过多次刊印。经过调研发现，《中国中医古籍总目》上所列版本的源头都是致和堂本（即康熙三十一年本），其他版本皆是在致和堂版基础上细微改动而重印，而曹炳章于1936年编辑的《中国医学大成》收录本是重新刻版，该版本相对较多地体现了整理者意见，比如，编入了程林《金匮要略直解》的观点等。

我们选择的底本为河南中医学院图书馆收藏的康熙三十一年（1692）致和堂刻本。此底本扉页书"檇李沈目南编注张仲景先生金匮要略 致和堂梓行"。正文前有徐乾学、孟亮揆二人之序。正文为每半叶十行，《金匮要略》原文每行二十字，沈明宗注文每行十九字。单栏，版心白口，单鱼尾，中缝上记卷几，中记标题，下记叶次。

选取日本亨保十七年（1732）刻本为主校本，此刻本为大观堂本仿刻，扉页板框内上刻"檇李沈目南编注 金匮玉函经要略 大观堂"，板框外刻"张仲景先生著"。正文于汉字右侧标有日文。参校本选取曹炳章编辑的《中国医学大成》中的收录本，他校本选取《素问》《灵枢》《难经》《金匮要略方论》等书。

三、校勘与注释补充说明

本书是沈明宗对中医经典《金匮要略》进行注解的著作，因本书的阅读对象为中医专业本科以上水平的读者，对《金匮要略》原文较为熟悉，阅读本书目的是了解沈明宗的个人见解，进一步学习研究中医经典及文献，因此校注者对于书中所引《金匮要略》原文，除进行文字校勘外，不在医理上做探究。

《金匮要略》原书共25篇。《张仲景金匮要略》基本按照《金匮要略》原书顺序，但将妇人杂病移于妊娠病前，第24篇与第25篇合并，并改篇为卷，共24卷。在目录中，《张仲景金匮要略》取消了原书篇名，各卷下分别列出病证名称，并注明论×条方×首。目录卷一下列时令 、问阴阳病十八、望色、闻声、问治未病、五脏病喜恶、五脏攻法、方一首、误治救逆、切脉、厥、喘息等，但正文中未列小标题，与其他卷体例不符，我们根据目录在正文中补充了小标题；目录卷三下列阳毒、阴毒，但正文中阳毒、阴毒合并论述，我们在正文中加注说明。

原书内容中，沈氏将卷十三中猪苓汤的方药组成移入卷一相关条文中；卷二中"霍乱"的有关内容并非《金匮要略》原文，沈氏认为霍乱乃内积痰饮饮食，或挟外邪，内外合邪为病，故从《伤寒论》中节选移于此处；卷二十妇人杂病中热入血室部分也有从《伤寒论》中选移过来的原文。此外，沈氏对卷十六、卷十七、卷十八等卷中与《伤寒论》重复的部分内容注明见《伤寒论》某篇。

四、《张仲景金匮要略》的学术价值及影响

沈氏认为《金匮要略》原书编次失序，非仲景之意，他根据内容，整理原文，分类编次，各卷中内容与原书顺序相比有较大变化。如在卷一开篇即曰：从来著书立言，必先纲领，次及条目，而是编乃以治病问答，冠于编首，叙例大意，反次后章，且诸方论，头绪参差不贯，使观者如入雾径，失其所之，弃而不读者有之矣。因其认为原次章是书中大旨，通部之纲领，因此以次章冠首而为序列，次以天时地理，脉证汤法，鱼尾相贯于后，俾条理不紊，而使读者易于学习。

以后各卷中也改变了原书顺序，将原文按病证分列、注解。对原书中林亿等在篇末所附之方也进行了注解并移至相应病证的正文之末。注解每段原文多首先简要概括主要内容，类似提要。在每一病证注解之末多引经文合一而论，论中首先引经溯源，然后归纳、总结《金匮要略》所论，明确各病证定义、病因、病机、治法、方证等，一则以证轩岐仲景本一源而出，二则类似小结，便于后学者掌握。沈氏对《金匮要略》的整理编次及注解体例非常方便后人学习。

沈明宗《张仲景金匮要略》主要本《内经》《难经》等经典，对《金匮要略》原文进行解释，并根据自己的体会加以引申，对后人学习《金匮要略》提供了很多帮助。如卷一对"肝之病，补用酸"原文，沈注论曰："《脏气法时论》曰肝脏用辛补之，酸泻之，本论谓补用酸，以此观之，古圣先贤，补泻不同，孰为是耶？盖《内经》是言寒凉之邪，贼克肝木，阴凝气滞，郁而不伸，而肝为风木，其性温而欲散，故用辛温阳药散邪，俾邪去则正气自复，故为补，乃气分逆治之法也。《金匮》乃言肝脏藏血，以阴血为主，因阴血虚而气盛化火，气散不敛，相招外风为病，故以味酸属阴，滋养阴血而收欲散之气，则邪自退，乃病发于阳，以阴法救之，故曰用酸补之。仲景是明血分从治，诚补《内经》之未发也。"较好地阐释了《内经》《金匮要略》的理论。

又如，对疟母病机提出邪聚相依痰血成形，结为癥瘕，凡成癥瘕正气必结等，对癥瘕的治疗具有重要意义。对胸痹病机的论述，除以脉解释阳虚阴盛外，并提出邪痹于胸则一，但有虚实风寒，五脏厥逆不同，病与肺、心包、心、脾胃、肝、肾等有关，当随证而治。上述注解对后世颇有启发，为从其他脏腑入手治疗胸痹奠定了基础。又如在卷二十一妊娠病论曰："胎孕一门，贵在自慎起居，调七情，节饮食，不妄作劳，则气血阴阳和而无疾。设纵违诸禁，以致气血乖离，阴阳偏胜，诸病集至，乃为自伤脏腑气血所致，非关胎气为病，或因胎处胞中，气血不足，阴阳偏胜，以致下部感受六淫为病，或胎肥壅塞脏腑，气血不宣，又有每月荫胎之气不暇，或恶阻、胎动、胎漏、子烦、子淋、子痫、子肿、子悬、子瘖、半产等证，乃为胎气所致之病，当察荫胎本经之虚实寒热，而用升降补泻保之，庶不悖金匮阐发之理。"说明妊娠病的复杂性及论治注意事项。

对原文简略之处，沈氏在注解中多加以补充。如卷十六《金匮》原文云："病者如有热状，烦满，口干燥而渴，其脉反无热，此为阴伏，是瘀血也，当下之。"后论曰："既有瘀血，则当下之，即犀角地黄、抵挡汤丸之类也。"卷七云："咳而脉浮者，厚朴麻黄汤主之。咳而脉沉者，泽漆汤主之。"沈氏认为脉沉之条当入肺痈，因原文不便分割共列于此也。注曰："此以脉之浮沉而分肺之营卫受病也。咳而脉浮，风邪在卫，即肺胀之类，其病尚浅，当使邪从表出，故以厚朴杏仁下泄胸中气实，麻黄开腠驱邪，石膏以清风化之热，辛半干姜兼驱客寒而涤痰饮，五味收肺之逆，小麦以调脾胃也。脉沉者，邪入血分而深，即热过于营，势必成痈吐脓，故用桂枝姜草宣通营卫，人参以养正气，黄芩能降风热之标，半夏涤痰以降逆气，泽漆破血结开壅而下水，紫菀同白前辛润开结而下气止咳也。"

对其认为的错文则在原书条文中加注纠正。如卷十一在原文"邪哭使魂魄不安者""邪哭"后加注"哭恐是入字"。卷九原文为"胸痹之病，喘息咳唾，胸背痛，短气，寸口脉沉而迟，关上小紧数，瓜蒌薤白白酒汤主之"。沈氏在"寸口脉沉而迟"后加注"此当有一若字"，并在注解中曰："盖此论，当以寸口脉沉而迟为虚寒之证；关上小紧数，瓜蒌薤白白酒汤，为寒实之证，另作一节解，否则，岂有迟数二脉同见之理哉？"等等。分析沈氏见解，确有其理。沈氏对前人的一些错误认识也进行纠正，如对卷二原书柔痉、刚痉之论："有汗表虚为柔痉，无汗表实为刚痉，是以虚实而定刚柔，其辨最切，后人妄以角弓反张为刚，低头视下为柔，谬之甚矣。"

沈明宗《张仲景金匮要略》不仅注释《金匮要略》原文词句，而且结合自己的体会加以阐发、引申。其对原书内容顺序的调整编次尤其是按病证分论，对学习《金匮要略》辨病与辨证论治带来很大方便，此举对后世影响较大。如吴谦所著《医宗金鉴·订正仲景全书金匮要略论》与现行全国高等中医院校《金匮要略》教材等首篇均将次章冠首，现行《金匮要略》教材亦遵循了《张仲景金匮要略》按病证分论排序内容的体例，可见其影响力。总之，《张仲景金匮要略》对学习、研究《金匮要略》有重要作用，具较高的学术与文献价值。

五、进行整理校注的意义

《张仲景金匮要略》初刻本问世已经 300 余年，至今未见对其进行校注者。《中国医学大成》虽收录本书，但编入了程林《金匮要略直解》的观点，与原书有较多不同。且原有版本皆为繁体字竖排，阅读不便。本书以目前所见最早版本为底本进行校注，以便后人学习研究。《张仲景金匮要略》校注本的出版，有利于中医药古籍的保护与利用，对于继承、发扬中医药宝贵遗产具有重要意义。

总 书 目

本 草

IV